全国医药中等职业教育护理类专业"十二五"规划教材

U0297541

遗传与优生

主　编　于全勇

中国医药科技出版社

内 容 提 要

本书为全国医药中等职业教育护理类专业"十二五"规划教材之一。本教材的主要内容包括绪论、遗传的分子基础、遗传的细胞基础、遗传的基本规律、人类遗传性疾病、遗传病的诊断与防治、影响优生的因素、优生优育措施及遗传与优生实训指导，并结合教材的具体内容和学生的实际能力设计了"引言"、"案例"、"链接"、"考点提示"等模块以突出其科学性和实用性。

本教材除了供中职护理类专业使用外，也可作为其他相关专业及教师参考用书。

图书在版编目（CIP）数据

遗传与优生 / 于全勇主编 . —北京：中国医药科技出版社，2013.8
全国医药中等职业教育护理类专业"十二五"规划教材
ISBN 978-7-5067-6178-9

Ⅰ. ①遗… Ⅱ. ①于… Ⅲ. ①医学遗传学 –关系 –优生学 –中等专业学校 – 教材 Ⅳ. ① R394

中国版本图书馆 CIP 数据核字（2013）第 101555 号

美术编辑　陈君杞
版式设计　郭小平

出版　中国医药科技出版社
地址　北京市海淀区文慧园北路甲 22 号
邮编　100082
电话　发行：010-62227427　邮购：010-62236938
网址　www.cmstp.com
规格　787×1092mm $\frac{1}{16}$
印张　10½
字数　201 千字
版次　2013 年 8 月第 1 版
印次　2017 年 6 月第 4 次印刷
印刷　北京市密东印刷有限公司
经销　全国各地新华书店
书号　ISBN 978-7-5067-6178-9
定价　**24.00 元**
本社图书如存在印装质量问题请与本社联系调换

编委会 ▶▶▶ 《遗传与优生》

主　编　于全勇

副主编　车莉波

编　者（以姓氏笔画为序）

于全勇（山东省莱阳卫生学校）

元俊鹏（山东省莱阳卫生学校）

车莉波（天水市卫生学校）

李桂英（四川省卫生学校）

臧　蕾（天水市卫生学校）

编写说明

随着《国家中长期教育改革发展纲要(2010~2020年)》的颁布和实施,职业教育更加强调内涵建设,职业教育院校办学进入了以人才培养为中心的结构优化和特色办学的时代。为了落实国家职业教育人才培养的"德育优先、能力为重、全面发展"的教育战略需要,主动加强教育优化和能力建设,实现医药中职教育人才培养的主动性和创造性,由专业教育向"素质教育"和"能力培养"方向转变,培养护理专业领域继承和创新的应用型、复合型、技能型人才已成为必然。为了适应新时期护理专业人才培养的要求,过去使用的大部分中职护理教材已不能适应素质教育、特色教育和创新技能型人才培养的需要,距离以"面向临床、素质为主、应用为先、全面发展"的人才培养目标越来越远,所以动态更新专业、课程和教材,改革创新办学模式已势在必行。

而当前中职教育的特点集中表现在:①学生文化基础薄弱,入学年龄偏小,需要教师给予多方面的指导;②学生对于职业方向感的认知比较浅显。鉴于以上特点,全国医药中等职业教育护理类专业"十二五"规划教材建设委员会组织建设本套以实际应用为特色的、切合新一轮教学改革专业调整方案和新版护士执业资格考试大纲要求的"十二五"规划教材。本套教材定位为:①贴近学生,形式活泼,语言清晰,浅显易懂;②贴近教学,使用方便,与授课模式接近;③贴近护考,贴近临床,按照实际需要编写,强调操作技能。

本套教材,编写过程中还聘请了负责护士执业资格考试的国家卫生和计划生育委员会人才交流服务中心专家做指导,涵盖了护理类专业教学的所有重点核心课程和若干选修课程,可供护理及其相关专业教学使用。由于编写时间有限,疏漏之处欢迎广大读者特别是各院校师生提出宝贵意见。

全国医药中等职业教育护理类专业
"十二五"规划教材建设委员会
2013年6月

前　言

　　伴随着我国职业教育的大发展，教育教学改革一直是中等职业教育的一项中心工作，案例教学、任务引领、项目教学以及基于工作过程系统化的课程改革为我国的职业教育改革和发展奠定了基础。为满足人才市场对职业教育的要求，适应卫生部新颁布的护士执业资格考试大纲的要求，中华预防医学会公共卫生教育学会职教分会联合中国医药科技出版社，组织全国医药类中等职业教育护理类专业"十二五"规划教材的编写工作。本教材就是在这种背景下组织有多年教育教学经验的教师编写而成的。

　　本教材供卫生类中等职业学校护理类专业使用，也可作为其他相关专业及教师参考用书。教材分三个模块：基础模块、技能模块和选学模块。基础模块、技能模块是必修内容，是最基本的标准和要求，选学模块的内容由任课教师根据学校的教学任务及学生的实际情况选择性使用。

　　本教材的主要内容包括：绪论、遗传的分子基础、遗传的细胞基础、遗传的基本规律、人类遗传性疾病、遗传病的诊断与防治、影响优生的因素、优生优育措施共八个单元。本教材的编写原则是：①紧扣教学计划和教学大纲，体现经济社会发展对技能型高素质劳动者的需求。②坚持"三基"、保证"五性"，坚持"必须、够用、实用"和体现护理类专业特色的原则。③体现"以就业为指导，以能力为本位，以发展技能为核心"的职教理念。为更贴近学生实际，教材采用正文和非正文系统的编排模式，非正文系统设计了"引言"、"案例"、"链接"和"考点提示"等模块，教师可根据教材内容、学生情况及教学安排合理使用。

　　本教材第一单元、第二单元由于全勇编写；第三单元由臧蕾编写；第四单元及实训指导由元俊鹏编写；第五单元由李桂英编写；第六单元、第七单元及第八单元由车莉波编写。在编写过程中，编写人员认真负责，参考了本专业的相关教材，查阅了国内外大量文献资料，每位编委的书稿由两位编委负责初审，副主编负责对全书进行二次审核，全书的最终审核工作由主编完成。

　　本教材的编写得到了四川省卫生学校、甘肃省天水市卫生学校、山东省莱阳卫生学校的大力支持，在此一并表示感谢。

　　由于编者学术水平有限，编写时间仓促，教材中的不足在所难免，敬请同行及广大读者不吝赐教，提出宝贵意见。

编　者

2013年4月

★本节重点介绍了个体发育不同阶段的优生优育咨询。重点掌握婚前期、孕前期、孕期、分娩期、哺乳期和孩童期优生优育咨询的内容。

1. 掌握医学遗传学、优生学的概念；
2. 熟悉遗传与优生的关系；
3. 了解医学遗传学、优生学发展简史及其研究范围。

在日常生活中，我们常常会听到这样的话："这孩子长得真俊，大眼睛、双眼皮，真像他妈！"这种子代与亲代相似的现象称为遗传。但仔细观察，我们还会发现，孩子尽管像父母，却又和父母有区别，并且同是父母所生，子女之间也各不相同，正所谓"一母生九子，九子各有别"，这种子代与亲代之间以及子代之间的差异称为变异。遗传与变异，这种俯拾皆是的生物现象，其中的奥秘却隐藏至深。那么，遗传与变异有无规律可循？又受到哪些因素的影响？在我国推行"计划生育，优生优育"政策的今天，怎样才能生育一个健康、伶俐、聪明、漂亮的孩子，是每一对新婚夫妇非常关心的问题。通过对本课程的学习，你将会找出对上述问题的答案。

第一节　医学遗传学的概念、发展及研究范围

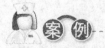
案　例

看一看，想一想

请看下面的照片。你见过这样的患者吗？你知道患者得的是什么病吗？你认为这些疾病可能与哪些因素有关？这些病会遗传吗？这些病有办法防治吗？

遗传与变异是生物界普遍存在的生物现象，遗传是有规律的，变异是受多种因素影响的，研究生物体遗传与变异现象的本质与规律的科学称为遗传学。现代医学证明，人群中有许多疾病与遗传因素关系密切。要对这些疾病做深入的了解，就要借助于遗传学的理论、方法和技术。

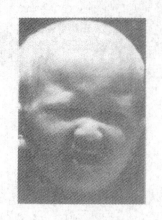
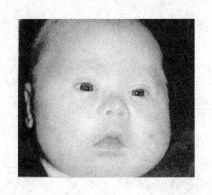
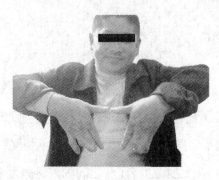
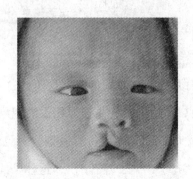

一、医学遗传学的概念

医学遗传学是医学与遗传学相结合而形成的一门边缘学科，主要研究人类有关疾病的发病机制、遗传方式、诊断、治疗、再发风险及预防措施等，是遗传学知识在医学领域中的应用，其目的是降低人群中遗传病的发病率，提高人群健康素质，造福人类。

考点提示

医学遗传学的概念。

二、医学遗传学发展简史

（一）遗传学的诞生

1865年，孟德尔发表的《植物杂交实验》一文提出了生物遗传性状的分离和自由组合定律，并认为生物的性状是受细胞内的遗传因子控制的，在生物有性生殖过程中，遗传因子伴随配子而传递。但他的研究成果在此后的30多年中并未引起人们的重视，直至1900年，他的工作才被其他三位学者重新发现，从而奠定了现代遗传学的基础。1909年约翰逊（W.L.Johannsen）提出了用"基因"代替孟德尔的"遗传因子"，并提出了基因型与表现型的概念。1910年，美国遗传学家摩尔根（T.H.Morgan）通过果蝇杂交实验发现了连锁与互换定律。遗传学三大定律的发现为医学遗传学的发展奠定了基础。

（二）医学遗传学的迅速发展

医学遗传学是借助于现代生物学的研究方法，在遗传学理论指导和实验方法广泛采用的基础上发展起来的。人类在遗传学中所获得的每一项新的成就都迅速地应用于研究人类的疾病，因而使医学遗传学近年来得以迅速发展。

1. 生化遗传学的建立和发展 1941年，比德尔（G.W.Beadle）和塔特姆（E.L.Tatum）提出了"一个基因一种酶"学说，使人们对基因通过对酶的控制而影响代谢过程有了深入地理解。1952年，科里（C.F.Cori）和科里夫人（G.T.Cori）发现，糖原贮积病I型是一种由于葡萄糖-6-磷酸脱氢酶（G6PD）缺陷所致的遗传性代谢缺陷。1953年，基维斯（G.A.Jervis）证明，苯丙酮尿症是由于苯丙氨酸羟化酶（PAH）缺陷所致；贝克尔（H.Bickel）证明用控制苯丙氨酸摄入的方法可有效地控制本病的发展。1963年，古斯里（R.Guthrie）提出了用细菌抑制法进行新生儿筛查，可及时检出某些遗传性代谢缺陷，从而使预防遗传性代谢缺陷成为可能。1949年，鲍林（L.Pauling）对镰形细胞贫血患者血红蛋白（HbS）电泳分析后，推论其泳动异常是分子结构改变所致，从而提出了分子病的概念。

2. 细胞遗传学的建立和发展 1952年，徐道觉（Hsu TC）发现低渗处理对制备分散良好的染色体标本至关重要，进而建立了细胞低渗技术，人类对染色体的研究取得了重大改进。1956年，蒋有兴（J.H.Tjio）和莱文（A.Levan）证明人的体细胞染色体数为46，推翻了统治了32年之久的人的体细胞染色体数为48的说法，标志着人类细胞遗传学的开始。1959年勒琼（J.Lejeune）发现，先天愚型是由于细胞中多了一条21号染色体所致、福德（C.E.Ford）发现Turner综合征患者的性染色体组成为X、雅克布（P.A.Jacob）等则发现Klinefelter综合征患者的性染色体组成为XXY，于是出现了"染色体病"这一术语。1960年，在丹佛城召开第一届国际会议，制定了人类染色体的命名体制，称为丹佛体制。1961年，莱昂（M.Lyon）提出了女性的一条X染色体在早期胚胎发育中的随机失活假说，称为Lyon假说。1970年，卡斯佩森（T.O.Caspersson）用喹吖因处理细胞后，在染色体的纵轴上出现一条条荧光强弱不同的带纹，称为Q显带，开辟了染色体的显带研究。以后其他研究者又相继开发了G显带、C显带和R显带技术。1975年，尤尼斯（J.J.Yunis）创造了细胞同步化和高分辨显带的方法，使染色体分析达到了亚带水平，出现了微细胞遗传学，使人们能够对染色体上微细变化的识别以及对染色体疾病的认识有了进一步的深化。1969年，帕杜（M.L.Pardue）用放射核素标记的DNA片段作探针，与中期染色体上的DNA进行"分子杂交"，可将特定DNA片段定位于某条染色体的一定区段，称为原位杂交。1986年，彭柯尔（D.Penkel）改用非放射性同位素即荧光标记探针完成的原位杂交称为荧光原位杂交，可准确检测染色体微小片段的改变和基因定位，并可直接检测间期细胞核，从而使细胞遗传学获得了新的应用方向——分子细胞遗传学。通过细胞遗传学与分子遗传学的结合，现在已能用显微切割的方法，切下染色体特定区带进行微克隆，进而认识某区带所含DNA序列的结构和功能，这将有助于对遗传病特别是染色体病发生奥秘的认识。

3. 分子遗传学的建立和发展 1944年，艾弗里（O.T.Avery）在肺炎双球菌上进行的转化因子研究表明，遗传物质是DNA，从而奠定了分子遗传学的基础。1953年，沃森（J.D.Watson）和克里克（F.Crick）发现了DNA双螺旋结构，标志着分子遗传学的开始。1968年，阿尔伯（W.Arber）、内森斯（D.Nathans）和史密斯（H.Smith）发现并使用了限制性核酸内切酶，从此拉开了遗传工程的序幕。之后，逆转录酶的发现、人工合成酵母丙氨酸tRNA基因、双脱氧核苷酸法进行DNA测序、聚合酶链反应法（PCR）体外扩增DNA片段等技术的进步，推动了重组DNA技术的发展及其在医学中的应用。

4. 医学遗传学正在研究的热门课题　20世纪90年代以来，医学遗传学正在研究的热门课题主要有两个方面：一是人类基因组计划（HGP）。主要探讨的是基因组的结构特点，又称为结构基因组学，其目的就是设法"弄清"人类基因组的全部核苷酸序列并"弄懂"这些DNA序列代表什么意义。这项工程的实施无疑将大大推动医学和人类遗传学的发展。二是后基因组计划。在人类基因组计划进行的同时，人们又开始研究与人类基因组计划相关及以后的领域，这就是后基因组计划（PGP）。该计划以解释基因组的功能和调控机制为目的，所以又称为功能基因组学。

三、医学遗传学的研究范围

医学遗传学是从医学的视角来探究人类疾病与遗传的关系。随着现代科学的迅猛发展，新概念、新技术的不断引进，医学遗传学发展十分迅速，从群体→个体→细胞→分子水平。同时向诸如生物化学、免疫与微生物学、病理学、药理学等基础学科及临床许多学科渗透，进而形成了许多与之密切相关的分科。主要包括：

1. 临床遗传学　是研究临床各种遗传病的诊断、产前诊断、遗传咨询、预防以及治疗的学科，是医学遗传学的核心内容之一。

2. 细胞遗传学　是从细胞水平上研究人类染色体的数目、结构异常类型、发生率及与疾病关系的学科。

3. 生化遗传学　是用生物化学的方法研究遗传病中蛋白质、酶的变化以及核酸的改变所引起的分子病和遗传性代谢缺陷的学科。

4. 分子遗传学　是运用分子生物学的理论与技术，研究基因的结构和突变、基因的表达与调控的学科，为遗传病的基因诊断和治疗提供手段。

5. 优生学　是研究应用遗传学的原理、方法或通过改善个体发育环境，从而改善人类素质的学科。

除上述外，还有肿瘤遗传学、药物遗传学、遗传毒理学、免疫遗传学、发育遗传学、群体遗传学、行为遗传学等。

第二节　优生学的概念、发展及研究范围

我国是世界上的人口大国，也是出生缺陷高发国家。"控制人口数量，提高人口素质"是我国计划生育工作所采取的综合措施。随着我国计划生育工作的发展，尤其是国家以法律的形式提出"稳定现行生育政策，鼓励公民晚婚晚育，提倡一对夫妻生育

一个子女"以后，我国的计划生育工作便逐渐由过去单纯注重控制人口数量转变为在稳定低生育水平的同时，注重提高出生人口的质量，改善人口结构。认识到要少生，必须优生；要优生，必须少生。因此，优生关系到每个家庭和个人的健康和幸福，关系到民族的繁荣和社会的进步。

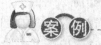

想一想

一对婚姻适龄青年，两人身体健康，正准备结婚，但女方有一个患有白化病的弟弟，担心婚后生出白化病患儿。你认为应该如何处理这件事情？

一、优生学的概念

优生学是研究应用遗传学的原理、方法或通过改善个体发育环境，从而改善人类素质的学科。其目的就是在社会、文化、伦理的支持下，以生物学、医学、遗传学和环境学为基础，通过优生咨询、产前诊断、选择性流产及辅助生殖技术等方法，提高人类出生素质。

根据优生工作中所采取的措施，可将优生学分为两类：负优生学和正优生学。

（一）负优生学

负优生学又称预防性优生学，是研究采取怎样的措施来降低人群中有害的基因频率，从而减少或阻止遗传病患儿出生。如携带者检出、优生咨询、新生儿筛查、产前诊断、选择性流产、环境保护、改善个体发育环境等均属负优生学研究范畴。目前我国的优生工作主要以负优生学为主。

（二）正优生学

正优生学又称演进性优生学，是研究采取怎样的措施来增加人群中有利的基因频率。目前临床上所采取的人工授精、体外受精-胚胎移植、重组DNA技术及人类辅助生殖相关技术均属此范畴。

考点提示

优生学的概念、分类。

二、优生学发展简史

优生学的发展历程，曲折而不平凡，大致可分为三个阶段。

（一）前科学阶段

该阶段从远古到19世纪80年代初。在这一历史时期，优生学作为学科尚未提出，然而无论就整个人类社会，还是不同民族、不同地区、不同文化，都有着重要的优生思想和实践。

（二）半科学阶段

该阶段从19世纪80年代初到20世纪40年代。1883年，英国生物学家高尔顿（F.Galton）首先提出了"优生"这一概念并创立了"优生学"这门新的学科。他为优生学所下的定义是："在社会控制下，为改善或削弱后代体力或智力等方面某种素质的各种动因的研究。"显然，高尔顿的优生概念包括两个方面：一是促使具有优良或健全素质的人口增加，二是防止具有不良素质人口的增加。1900年伦敦大学成立了第一个优生学研究所。1935年许多国家制定了"绝育法"。当时，美国在数十所学院和大学开设了优生学课程，从而使优生学进入了发展、繁荣时期。但是，由于高尔顿本人及早期一些西方优生学家出于偏见和缺乏遗传学知识，过分地强调人类智能的遗传，错误地认为种族有"优"和"劣"之分，从而使优生学走上歧途。德国法西斯主义者凭借优生学中不正确的论点为幌子，推行种族歧视和种族灭绝政策，导致了虐杀犹太人和吉卜赛人的历史惨案，使刚刚建立不久的优生学，蒙受了深重灾难。

 知识链接

❀ 古代人的优生思想 ❀

后汉书《冯勒传》中记载，冯勒的祖父因自己身材矮小，恐怕子孙都像他自己，于是就给儿子娶了一个身材高大的妻子，生了冯勒，身长八尺三寸。古希腊哲学家柏拉图（plato）主张父50岁，母40岁以上生的子女都不可留。古代斯巴达人规定低能的男女结婚要受刑罚，畸形儿童要弃入山谷。这些史实都表明古代人民早已有了防止劣质婴儿出生和提高家庭和部族人口质量原始的"优生"概念。

（三）科学阶段

该阶段从20世纪50年代到现在。第二次世界大战以后，人们对种族主义伪科学成分进行了清算，加之人类细胞遗传学、分子遗传学、临床遗传学、生化遗传学、发育遗传学、畸形学、产前诊断学、围生期医学及环境卫生学特别是产前诊断技术和遗传咨询的发展，使优生学又重新获得了生机并迅速发展。到20世纪70年代，优生学进入了新优生学时代，即人们把优生咨询、产前诊断和选择性流产三者相结合，使优生目标不仅可以通过社会措施在社会群体水平上实现，而且可以通过医疗措施，在每对夫妇个体生育水平上实现。

三、新优生学的研究范围

现代优生学已不限于只在遗传学上考虑下一代的生物素质，其范围正在逐步扩大，是一门综合性多学科的发展中的学科，目前可划分为以下四大领域。

1. 基础优生学 从生物学和基础医学方面研究哪些因素可导致出生缺陷，这些因素的作用原理，以及如何防止其作用而达到优生的目的。

2. 社会优生学 从社会学和社会运动方面对优生的研究，其目的在于推动优生立法、贯彻优生政策，展开优生宣传教育，使优生工作群众化、社会化，从而达到提高人口素质的目的。

3. 临床优生学　主要是从临床医学视角对与优生有关的医疗措施的研究。包括负优生学和正优生学,两者目的一致,均为通过减少不利的遗传因素,增加有利的遗传因素来提高人口素质。

4. 环境优生学　主要是研究环境中各种有害因素对优生的影响,揭示有害因素在出生缺陷发生上的作用及发生条件、发生机制,研究和制定评价有害因素对发育毒性危险度的方法,提出保护母体健康和胎儿正常发育以及出生后健康成长的卫生标准和相应预防对策。随着工业化进程的加快,各种有害环境因素对人类健康的影响也愈来愈大。因此采取积极有效的措施,消除公害,防止有害物质对母体、胎儿及人类生殖健康的影响是环境优生学的重要而艰巨的任务。

第三节　医学遗传学与优生学的关系

由于医学遗传学是从医学的视角来探究人类疾病与遗传的关系,因此它与提高人口素质密切相关。优生学是医学遗传学发展到一定程度而出现的一门分支学科。

一、医学遗传学的研究成果为优生学提供理论基础

医学遗传学的发展,使人们能够从分子水平上认识愈来愈多疾病的发病机制。如对镰形红细胞贫血的研究,使人们得知DNA分子中一个碱基对发生改变就可给机体带来灾难;对白化病的研究,使人们得知该病是由于患者体内缺乏一种酶—酪氨酸酶,导致机体不能产生黑色素所致,而酪氨酸酶的缺乏则是由于基因突变所引起。医学遗传学研究还证明,有许多因素可导致出生缺陷。这些研究成果为优生学提供了理论基础。

二、医学遗传学的研究成果为优生学提供技术支撑

随着医学的进步和诊疗水平的提高,人类的疾病谱已经发生了很大变化,营养性疾病显著减少,曾一度危害人类健康的传染性疾病已基本得到控制,而与此相比,遗传性疾病的病种增长较快,发病率和死亡率相对升高,对人类健康的危害日趋严重,医学遗传学的研究成果直接影响到优生学的发展。如在实施计划生育工作中,人们最迫切的愿望是如何才能生育健康、活泼、聪明、伶俐的孩子,避免出生缺陷的发生。产前诊断技术的发展,尤其是基因诊断技术的创立和应用,使人们的愿望成为可能,从而为优生学的发展提供了可靠的技术支撑。

三、优生学的发展丰富了医学遗传学的内容

优生学发展到今天,正优生学在优生工作中正在发挥着愈来愈大的作用。目前,在人类辅助生殖技术和人类辅助生殖相关技术方面已日趋成熟。此外,现代优生学不仅考虑遗传因素对下一代的影响,而且对环境优生学愈来愈重视,从而丰富了医学遗传学的内容。

单元小结

　　医学遗传学是医学与遗传学相结合而形成的一门边缘学科，主要研究人类有关疾病的发病机制、遗传方式、诊断、治疗、再发风险及预防措施等。随着科学技术的发展，人们对基因的认识水平将会不断提高，对疾病的认识也会越来越深入，医学遗传学对人类遗传性疾病的诊断和防治所起的作用必将越来越大。优生学是研究应用遗传学的原理、方法或通过改善个体发育环境，从而改善人类素质的学科。无论是负优生学还是正优生学，其最终目的就是通过减少不利的遗传因素，增加有利的遗传因素来提高人口素质。现代优生学已不限于只在遗传学上考虑下一代的生物素质，其范围正在逐步扩大，涉及到生物学、基础医学、社会学、临床医学及环境学等多门学科，是一门综合性多学科的发展中的学科。遗传与优生是护理专业不可或缺的医学基础课程之一，作为一名护生必须掌握、熟悉并了解相关内容，才能在未来的职业生涯中，为改善和提高人口素质作出应有的贡献。

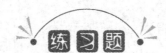

一、单项选择题

　　1.有关负优生学的研究范围，不正确的是（　　　）

A.携带者检出　　　　　　B.优生咨询

C.人工授精　　　　　　　D.新生儿筛查

E.环境保护

　　2.有关正优生学的研究范围，不正确的是（　　　）

A.重组DNA技术　　　　　B.体外受精-胚胎移植

C.人工授精　　　　　　　D.产前诊断

E.人类辅助生殖相关技术

二、填空题

　　1.医学遗传学是研究_____的学科。

　　2.新优生学时代是指_____、_____和_____三者的结合。其研究范围包括_____、_____、_____和_____四个领域。

三、简答题

　　简述医学遗传学与优生学的关系。

（于全勇）

遗传的分子基础

要点导航

1. 掌握基因及基因突变的概念、基因突变的特性；
2. 熟悉DNA的化学组成、分子结构、DNA的复制及基因的表达；
3. 了解DNA是主要的遗传物质、基因的结构及人类基因组。

生物体为什么能够保持子代与亲代相似的现象？经过科学家们的不懈探索，发现其根本的原因就在于细胞内存在着遗传物质。那么，这种遗传物质是什么呢？研究遗传物质的结构与功能，将有助于人们从分子水平了解和认识遗传物质的本质。

第一节　遗传物质的本质

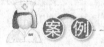

想一想

"龙生龙，凤生凤，老鼠生来会打洞。"人们对于这种生物界普遍存在的遗传现象早有认识，但遗传物质是什么？是DNA还是蛋白质？这个问题曾经在生物学界引起了激烈的争论。

1. 你认为遗传物质应有什么特点？
2. 你认为可以通过什么方法来验证遗传物质是DNA还是蛋白质？

一、DNA是主要的遗传物质

1928年，英国医生格里菲斯（F.Griffith）用小家鼠为实验材料，研究肺炎双球菌是怎样使人患肺炎的。他用两种不同类型的肺炎双球菌去感染小家鼠。一种细菌的菌体有荚膜，在培养基上形成的菌落表面光滑，称为S型细菌；另一种细菌的菌体无荚膜，在培养基上形成的菌落表面粗糙，称为R型细菌。S型细菌可使人患肺炎或使小家鼠患败血症，因此是有毒的；而R型细菌无上述作用，所以是无毒的。格里菲斯通过实验证明无毒性的R型活的细菌可以被加热杀死的S型细菌转化为有毒性的S型活细菌（图2-1）。

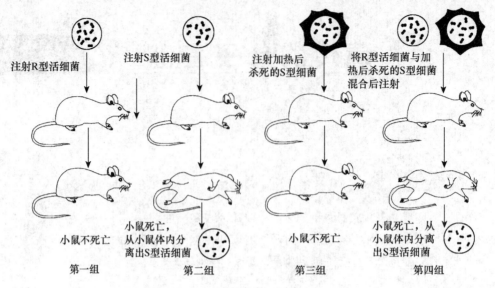

注射R型活细菌　注射S型活细菌　注射加热后　将R型活细菌与加
　　　　　　　　　　　　　　　杀死的S型细菌　热后杀死的S型细菌
　　　　　　　　　　　　　　　　　　　　　混合后注射

小鼠不死亡　小鼠死亡，　小鼠不死亡　小鼠死亡，从
　　　　　从小鼠体内分　　　　　　小鼠体内分离
　　　　　离出S型活细菌　　　　　　出S型活细菌

第一组　　　　第二组　　　　第三组　　　　第四组

图2-1　肺炎双球菌的转化实验

这种起转化作用的物质是什么呢？为弄清这一问题，1944年，美国科学家艾弗里（O.Avery）和他的合作者将S型细菌中的蛋白质、DNA和多糖类等物质分别提取出来，然后将这些成分分别加到培养了R型细菌的培养基中，结果发现只有DNA才能够使R型细菌转化为S型细菌（图2-2）。这一实验充分证明，只有DNA才是使R型细菌产生稳定遗传变化的物质。以后的研究又发现，少数只有RNA没有DNA的病毒，其遗传物质是RNA。因此对绝大多数生物而言，遗传物质是DNA，所以说DNA是主要的遗传物质。

考点提示

遗传的主要物质是什么？

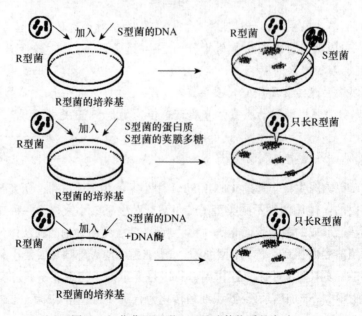

R型菌　加入　S型菌的DNA　　　　R型菌
　　　　　　　　　　　　　　　　　　S型菌
R型菌的培养基

R型菌　加入　S型菌的蛋白质　　　只长R型菌
　　　　　S型菌的荚膜多糖
R型菌的培养基

R型菌　加入　S型菌的DNA　　　　只长R型菌
　　　　　+DNA酶
R型菌的培养基

图2- 2　艾弗里证明DNA是遗传物质的实验

二、DNA的化学组成与分子结构

人们通过上述实验，证明DNA是生物体的遗传物质后，接下来想要知道的问题是：DNA的组成成分是什么？DNA是怎样储存遗传信息的？又是怎样决定生物性状的？要回答这些问题，就必须要弄清楚DNA的化学组成和分子结构。

（一）DNA的化学组成

DNA是由许多个脱氧核苷酸聚合而成的生物大分子。一个脱氧核苷酸由磷酸、脱氧核糖和碱基三部分组成。碱基有四种：腺嘌呤（A）、鸟嘌呤（G）、胞嘧啶（C）和胸腺嘧啶（T）。由于组成脱氧核苷酸的碱基只有四种，因此，组成DNA的脱氧核苷酸也只有四种（图2-3）。

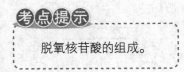

考点提示

脱氧核苷酸的组成。

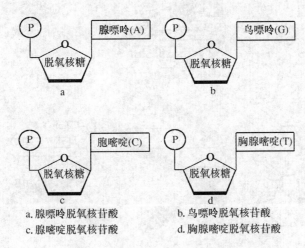

a.腺嘌呤脱氧核苷酸　　　　b.鸟嘌呤脱氧核苷酸
c.腺嘧啶脱氧核苷酸　　　　d.胸腺嘧啶脱氧核苷酸

图2-3　脱氧核苷酸的化学组成

（二）DNA的分子结构

1953年，美国生物学家沃森（J.D.Watson）和英国物理学家克里克（F.Crick）在前人研究的基础上，提出了DNA分子双螺旋结构模型，阐述了DNA分子的空间结构。该结构的主要特点是：①DNA分子是由两条链组成的，这两条链按反向平行方式盘旋形成右手双螺旋结构；②DNA分子中的磷酸和脱氧核糖交替连接，排列在外侧，构成DNA分子的基本骨架，碱基排列在内侧；③两条链上的碱基通过氢键连接成碱基对，并且碱基配对有一定规律：A一定与T配对（A=T）；G一定与C配对（C≡G）。碱基之间的这种一一对应的关系，称为碱基互补配对原则（图2-4）。

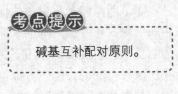

考点提示

碱基互补配对原则。

根据这一原则，只要知道DNA分子中一条链的碱基排列顺序，就可推知另一条链的碱基排列顺序。

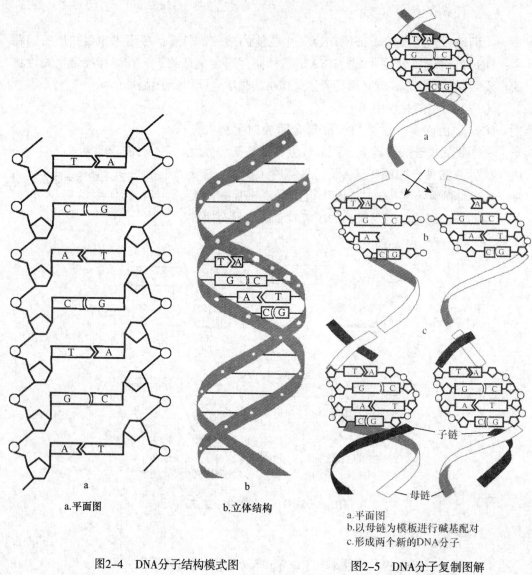

a.平面图　　　　　　b.立体结构

图2-4　DNA分子结构模式图

a.平面图
b.以母链为模板进行碱基配对
c.形成两个新的DNA分子

图2-5　DNA分子复制图解

子链

母链

三、DNA的复制

　　DNA的复制是指以亲代DNA的两条链为模板合成子代DNA的过程。这一过程是发生在细胞有丝分裂的间期和减数第一次分裂的间期。DNA复制时，首先利用细胞提供的能量，在解旋酶的作用下将两条螺旋的双链解开，然后分别以每一段母链为模板，在DNA聚合酶的作用下，以细胞中游离的四种脱氧核苷酸为原料，按碱基互补配对原则，各自合成与母链相互补的一段子链。随着模板链解旋过程的进行，新合成的子链也在不断延伸。同时，每条子链与其对应的模板链盘绕成双螺旋结构。这样，当复制结束时，原有的一个DNA分子就形成了两个完全相同的子代DNA分子（图2-5）。由此可见，DNA的复制是一个边解旋边复制的过程，在这个过程中需要能量、原料、模板和酶等基本条件。DNA独特的双螺旋结构，为复制提供了精确的模板，通过碱基互补配对原则保证了复制的准确进行。在新合成的子代DNA分子中，一条链是新合成的，另一条链是来自亲代DNA，这种复制方式又称为半保留复制。这样，DNA分子通过复制，将遗传信息从亲代传给子代，从而保证了遗传信息的连续性。

第二节　基因与DNA的关系

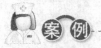

比一比　看一看

请看下面三个资料：

1. 大肠杆菌细胞的拟核有一个长约4 700 000碱基对组成的DNA，研究证明，在这个DNA分子上分布着大约4 400个基因。

2. 人类基因组计划测定了22条常染色体和X、Y两条性染色体上的DNA碱基序列，其中每条染色体上有一个DNA分子，这24个DNA分子中共含有3.16×10^9对碱基，而含有的基因数则只有约2.0万~2.5万个。

3. 有一种海蜇生长在太平洋西北部，该种海蜇能发绿色荧光。研究发现，其原因是海蜇的DNA分子上有一段长约5 170个碱基对的片段，该片段就是绿色荧光蛋白基因。若将该基因转入到小鼠体内，在紫外线的照射下，该小鼠也能像海蜇一样发出绿色荧光。

根据以上资料，你认为基因等同于DNA吗？基因与DNA可能是什么关系？

一、基因的概念

从上述资料可以看出，一个DNA分子上有许多个基因，这就意味着每一个基因只是DNA分子中的一个特定片段，有其特定的遗传效应。现代遗传学认为基因是具有某种特定遗传效应的DNA片段，是遗传的基本单位。

二、基因的结构

真核生物的基因可按照基因的功能分为结构基因和调空基因。结构基因由编码区和侧翼顺序两部分组成。

（一）编码区

编码区是指能够指导多肽链合成的区段。在编码区中，并非所有序列都有编码作用，而是一部分序列有编码作用，而另一部分序列则无编码作用，而且编码区中的编码序列往往被无编码作用的序列分割成若干段而呈不连续性，这样的基因称为断裂基因（图2-6）。有编码作用的DNA序列称为外显子；没有编码作用的DNA序列称为内含子。外显子与内含子相间排列。一个结构基因中外显子的数目等于内含子的数目加1。

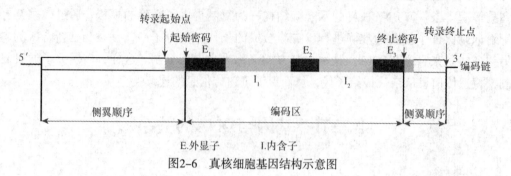

图2-6　真核细胞基因结构示意图

（二）侧翼顺序

侧翼顺序是指在第一个外显子和最末一个外显子两侧的一段DNA序列。该序列对遗传信息的表达具有非常重要的调控作用。

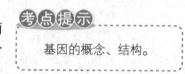

考点提示

基因的概念、结构。

三、基因中的遗传信息

既然一个DNA分子上有许多基因，就说明DNA分子中肯定蕴含了大量的遗传信息。DNA分子为什么能储存大量的遗传信息呢？前已述及，在DNA分子中，位于两条链外侧

知识链接

❁ DNA指纹技术 ❁

世界上除同卵双生外，几乎没有指纹一模一样的两个人，所以可以用指纹来鉴别身份。由于每个人的DNA不完全相同，因此，DNA也可以像指纹一样用来识别身份，这种方法称为DNA指纹技术。

应用DNA指纹技术时，首先要用合适的酶将待检测的样品DNA切成片段，然后用电泳的方法将这些片段按大小分开，再经过一系列步骤，最后形成如右图所示的DNA指纹图。因为不同的人，其指纹图是不同的，所以可以根据分析指纹图的吻合度来帮助确认身份。

该技术在现代刑侦领域、亲子鉴定及死者遗骸鉴定中，正在发挥着越来越重要的作用。技术人员只需要一滴血、一滴精液或是一根头发等样品，就可以进行DNA指纹鉴定。你能从右边的DNA指纹图中判断出怀疑对象中谁是凶手吗？

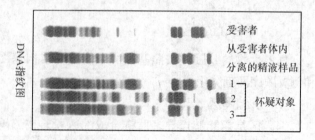

的是脱氧核糖和磷酸，它们彼此交替排列，从头到尾没有变化，不可能储存遗传信息，而位于两条链内侧的四种碱基是可变的。假如某一DNA片段含有100个碱基对，则该段碱基就可有4^{100}种不同的排列组合方式。所以，DNA分子能够储存足够量的遗传信息，决定生物各种性状的遗传信息就蕴藏在四种碱基的排列顺序中。碱基排列顺序千变万化就构成了DNA分子的多样性和特异性，从而构成生物多样性的物质基础。

四、基因的表达

遗传物质实验证据的获得和DNA双螺旋结构模型的建立，解决了基因是什么的问题。那么基因是如何起作用的呢？研究表明，基因是通过将所携带的遗传信息转变成一条多肽链，从而控制蛋白质的合成来控制形状的。这一过程称为基因表达，包括遗传信息的转录和翻译两个方面。

（一）遗传信息的转录

我们知道，基因是具有某种特定遗传效应的DNA片段，DNA主要存在于细胞核中，而蛋白质的合成是在细胞质中完成的。那么基因所携带的遗传信息是如何传递到细胞质中去的呢？科学研究发现，在DNA和蛋白质之间，还有一种中间物质充当信使，这就是核糖核酸（RNA）。

RNA是另外一种核酸，其基本组成单位是核糖核苷酸。核糖核苷酸也含有四种碱基，可以储存遗传信息。但与DNA不同的是，组成RNA的戊糖是核糖而不是脱氧核糖；RNA的碱基组成中没有T，取而代之的是U（尿嘧啶）；RNA一般为单链。RNA是在细胞核中，以DNA片段的一条链为模板合成的，这一过程称为转录。转录时，DNA片段双链解开，细胞中游离的核苷酸与供转录用的DNA的一条链上的碱基按碱基

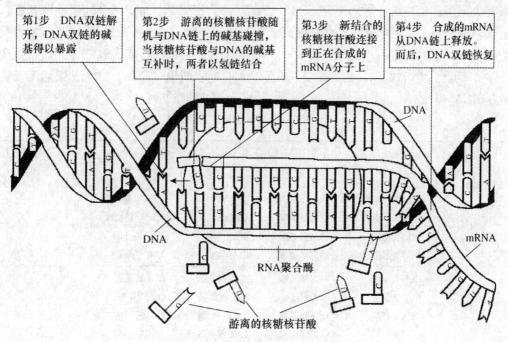

图2-7　以DNA为模板转录RNA图解

15

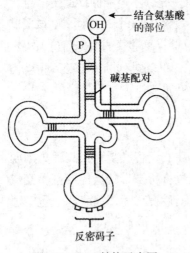

结合氨基酸的部位

P OH

碱基配对

反密码子

图2-8 tRNA结构示意图

互补配对原则配对（DNA中的A与RNA中的U配对：A=U），在RNA聚合酶的作用下，依次连接形成RNA分子（图2-7）。根据功能的不同，可将RNA分为三种：①信使RNA（mRNA）。DNA中的遗传信息通过转录传递到mRNA，mRNA作为DNA的信使，指导多肽链的合成；②转运RNA（tRNA）。tRNA的种类很多，但是，每种tRNA只能识别和搬运一种氨基酸。tRNA结构很特别，形状像三叶草的叶形（图2-8）。其一端为携带氨基酸部位，另一端为反密码环，其上有3个碱基，每个tRNA的这3个碱基与mRNA上的密码子有互补配对关系，因此，这3个碱基称为反密码子。tRNA的功能就是将特定的氨基酸搬运到核

糖体上参与多肽链的合成；③核糖体RNA（rRNA）。是核糖体的重要组成成分，核糖体是蛋白质合成的场所。在核糖体的大亚基上有2个重要位点——位点1和位点2，这2个位点是携带氨基酸的tRNA的附着部位。

考点提示

DNA与RNA在化学组成上的区别；RNA的种类。

（二）遗传信息的翻译

mRNA合成后，便通过核孔进入细胞质中，进而指导多肽链的合成。游离在细胞质中的各种氨基酸，就以mRNA为模板合成一条多肽链，这一过程称为翻译。那么，mRNA的碱基与氨基酸之间有着怎样的对应关系？实验证明，在mRNA中，每三个相邻碱基决定多肽链中的一种氨基酸，这三个碱基称为密码子。mRNA中的四种碱基可以组成64种密码子，科学家将这64种密码子编制成遗传密码子表（表2-1）。进入细胞质的mRNA，与多肽链的"装配机器"——核糖体结合起来，形成多肽链合成的"生产线"。有了"生产线"，还需要有"搬运工人"，才能生产产品。这个"搬运工人"就是tRNA。

表2-1　64种遗传密码子表

第一碱基（5'端）	第 二 碱 基				第三碱基（3'端）
	U	C	A	G	
U	UUU苯丙氨酸	UCU丝氨酸	UAU酪氨酸	UGU半胱氨酸	U
	UUC苯丙氨酸	UCC丝氨酸	UAC酪氨酸	UGC半胱氨酸	C
	UUA亮氨酸	UCA丝氨酸	UAA终止	UGA终止	A
	UUG亮氨酸	UCG丝氨酸	UAG终止	UGG色氨酸	G
C	CUU亮氨酸	CCU脯氨酸	CAU组氨酸	CGU精氨酸	U
	CUC亮氨酸	CCC脯氨酸	CAC组氨酸	CGC精氨酸	C
	CUA亮氨酸	CCA脯氨酸	CAA谷氨酰氨	CGA精氨酸	A
	CUG亮氨酸	CCG脯氨酸	CAG谷氨酰氨	CGG精氨酸	G

续表

第一碱基 （5′端）	第 二 碱 基				第三碱基 （3′端）
	U	C	A	G	
A	AUU异亮氨酸	ACU苏氨酸	AAU门冬酰氨	AGU丝氨酸	U
	AUC异亮氨酸	ACC苏氨酸	AAC门冬酰氨	AGC丝氨酸	C
	AUA异亮氨酸	ACA苏氨酸	AAA赖氨酸	AGA精氨酸	A
	AUG甲硫氨酸 * + 起始	ACG苏氨酸	AAG赖氨酸	AGG精氨酸	G
G	GUU缬氨酸	GCU丙氨酸	GAU门冬酰氨	GGU甘氨酸	U
	GUC缬氨酸	GCC丙氨酸	GAC门冬酰氨	GGC甘氨酸	C
	GUA缬氨酸	GCA丙氨酸	GAA谷氨酸	GGA甘氨酸	A
	GUG缬氨酸	GCG丙氨酸	GAG谷氨酸	GGG甘氨酸	G

*原核生物中为甲酰甲硫氨酸

多肽链的合成过程如图2-9所示。首先，当mRNA进入细胞质后，与核糖体结合。携带甲硫氨酸的tRNA通过反密码子——UAC与mRNA上的密码子——AUG互补配对，进入位点1。携带组氨酸的tRNA以同样的方式进入位点2。甲硫氨酸通过与组氨酸形成肽键转移到占据位点2的tRNA上。然后，核糖体沿着mRNA向前移动一个密码子的距离。原占据位点1的tRNA离开核糖体，继续转运下一个甲硫氨酸，占据位点2的tRNA进入位点1，一个新的携带氨基酸的tRNA进入位点2，继续肽链的合成。以上步骤沿着mRNA不断向前进行，直到核糖体读取到mRNA上的终止密码子，多肽链的合成才告终止。

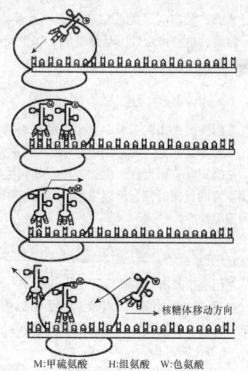

第1步 mRNA进入细胞质，与核糖体结合。携带甲硫氨酸的tRNA，通过与碱基AUG互补配对，进入位点1

第2步 携带组氨酸的tRNA，以同样的方式进入位点2

第3步 甲硫氨酸通过与组氨酸形成肽键而转移到占据位点2的tRNA上

第4步 核糖体读取下一个密码子，原占据位点1的tRNA离开核糖体，占据位点2的tRNA进入位点1，一个新的携带氨基酸的tRNA进入位点2，继续肽链的合成。重复步骤2、3、4，直至核糖体读取到mRNA的终止密码

核糖体移动方向

M:甲硫氨酸　　H:组氨酸　W:色氨酸

图2-9 多肽链合成示意图

肽链合成后，便从核糖体与mRNA的复合物上脱离下来，经过一系列的加工步骤，最后盘曲折叠成具有特定空间结构和功能的蛋白质分子，开始在自己的"岗位"上履行细胞生命活动的相应职责。

第三节　基因突变

比一比　看一看

电报接收下来时往往是若干组数码，每一组数码由四个阿拉伯数字组成，代表一个汉字，只有当电报员把每组数字翻译成汉字，人们才能知道电报内容。下面是一份电报：2053 1571 0451 6671 0554 0079。电报员小王在抄写密码时抄成了：2053 1571 0451 6671 0554 7079。请将小王抄写的电报与原电报进行比较，看一看：1. 电报的密码发生了什么变化？

2. 电报的意思发生了什么变化？

3. 如果在DNA复制过程中发生了类似错误，将会发生怎样的变化？

附：电报密码与汉字对照表

2053（我）1571（已）0451（到）6671（达）0554（北）0079（京）7079（阜）

基因在复制时，能严格遵守碱基互补配对原则，从而将遗传物质稳定地传给后代。但是，这种稳定性不是绝对的，如果受到机体内外某些因素的影响，基因也可能发生突变。

一、基因突变的概念

基因突变是指因基因中发生的碱基对的替换、增添或缺失而引起的基因结构的改变，也称为点突变。突变后产生的新基因称为突变基因。

基因突变普遍存在于生物界中，任何生物的基因都可能发生突变，它可以发生在个体发育的任何时期，可以发生在体细胞中，也可以发生在生殖细胞中，进而产生不同的遗传效应。

二、基因突变的特性

基因突变具有以下特性：

1. 多向性　当基因发生突变时，可以朝着不同的方向发生，这种现象称为基因突变的多向性。例如当一个基因A发生突变时，可以突变成它的等位基因a_1，也可以突变成a_2、a_3等（图2-10a）。

2. 可逆性　当一个基因发生突变后，突变后的基因若再次发生突变，可恢复到原来基因的状态，这种情况称为基因突变的可逆性（图2-10b）。

如果将基因A突变为a称为正突变，那么由基因a突变为基因A则称为回复突变。人类中出现的返祖现象，就是由于基因发生了回复突变引起的。

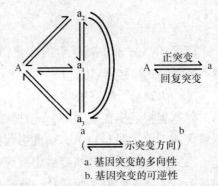

3. 有害性 对生物体来说，大部分基因突变是有害的，人类的单基因遗传病都是基因突变引起的。

图2-10 基因突变多向性和可逆性示意图

4. 稀有性 基因突变在自然条件下是很少发生的，通常用突变率来衡量基因突变的难易程度。突变率是指在自然状态下某一基因在一定群体中发生突变的频率，如人类基因的突变率为$10^{-4} \sim 10^{-6}$/生殖细胞/代，表示每代1万~100万个生殖细胞中，有一个基因发生突变。

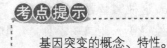

考点提示

基因突变的概念、特性。

三、诱发基因突变的因素

实验研究证明，有许多因素可以诱发基因突变，人们把能诱发基因突变的理化因素及其他因素称为诱变剂。概括起来可分为三类：物理因素、化学因素和生物因素。

1. 物理因素 在物理因素中，有α射线、β射线、γ射线、X射线等电离射线，还有像紫外线这种非电离射线。无论是电离射线还是非电离射线都可能损伤细胞内的DNA，引起基因发生突变并提高基因突变的频率。

 知识链接

❀ 射线的危害 ❀

1927年，美国遗传学家缪勒（H.J.Muller）发现，用X射线照射果蝇，后代发生突变的个体数大大增加。后来人们逐渐发现，各种电离射线均可引起人患白血病甚至肿瘤。日本和美国科学家研究了日本广岛和长崎遭受原子弹袭击后的幸存者中白血病的发病率，结果发现广岛和长崎两地白血病的发病率比未受辐射的人群高30和17倍。

2. 化学因素 在人类生存的环境中，有大量的化学物质，其中有药物、食品添加剂、调味品等，还有一些存在于大气和水中的污染物质以及化学工业物质等。这些化学物质中，有不少种类可以诱发基因突变，如亚硝酸、碱基类似物及吖啶类染料等。

3. 生物因素 近年来的研究发现，有些病毒如猴病毒40（SV_{40}）、腺病毒、逆转录病毒等的遗传物质可影响哺乳类细胞的DNA，诱发基因突变，甚至可引起包括人类在内的脊椎动物细胞发生癌变。

四、基因突变的类型

根据DNA分子中碱基对的变化情况，基因突变主要分为三种类型：碱基置换突变、整码突变和移码突变。

（一）碱基置换突变

碱基置换是指在基因中，一种碱基被另一种碱基替代的现象（图2-11），由此引起的突变称为碱基置换突变。如果一种嘌呤碱（或嘧啶碱）被另一种嘌呤碱（或嘧啶碱）所取代，这种碱基置换称为转换，由此引起的突变称为转换突变。如果一种嘌呤碱（或嘧啶碱）被一种嘧啶碱（或嘌呤碱）所取代，这种碱基置换称为颠换，由此引起的突变称为颠换突变。在碱基置换突变中，转换突变较颠换突变更为常见。

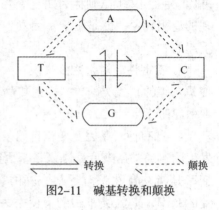

图2-11 碱基转换和颠换

碱基置换可发生在DNA分子中的任何部位。根据碱基置换所产生的效应不同，可将碱基置换突变分为4种主要类型：

1. 同义突变 如果一个密码子因碱基置换变为另一个密码子后，改变后和改变前的密码子所决定的氨基酸相同，这种突变称为同义突变（图2-12）。

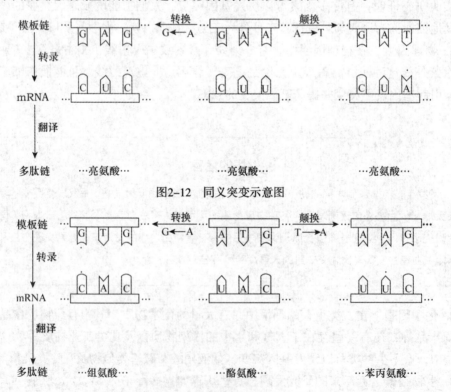

图2-12 同义突变示意图

图2-13 错义突变示意图

2. 错义突变　如果基因中的碱基被置换后，改变了密码子，从而导致所合成的多肽链中一种氨基酸被另一种氨基酸所取代，最终引起蛋白质的结构和功能发生改变，这种突变称为错义突变（图2-13）。

3. 无义突变　如果基因中的碱基被置换后，使得mRNA中原来决定某一氨基酸的密码子变成了终止密码子（UAA、UAG、UGA），多肽链提前终止合成，从而产生不完全的、没有活性的多肽链，这种突变称为无义突变（图2-14）。

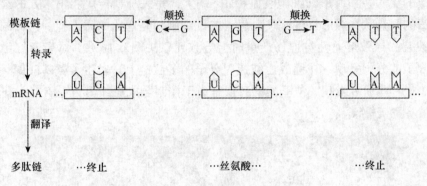

图2-14　无义突变示意图

4. 延长突变　当基因中的一个终止密码子发生碱基置换后，成为给某一氨基酸编码的密码子时，多肽链的合成将继续进行下去，直至遇到下一个终止密码子时方可停止，这种突变称为延长突变（图2-15）。

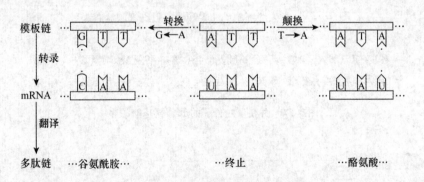

图2-15　延义突变示意图

（二）整码突变

如果在基因的碱基序列中插入或缺失1个或几个密码子，则合成的多肽链将增加或减少一个或几个氨基酸，但插入或缺失点前后的氨基酸顺序不变，这种突变称为整码突变。

（三）移码突变

如果在基因的碱基序列中插入或缺失1个或几个碱基对（但不是3个或3的倍数），则在插入或缺失点及其以后的所有密码子全部发生移位性改变，这种突变称为移码突变。

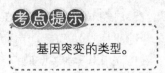

考点提示

基因突变的类型。

五、基因突变的后果

基因对生物遗传性状的控制是通过控制特定多肽链的合成来实现的。因此，基因的稳定性决定了蛋白质（或酶）的稳定性。当决定某一多肽链的基因发生突变时，该基因中的碱基种类或排列顺序将发生改变，由该基因所决定的多肽链中氨基酸的种类或排列顺序也将发生相应改变，由此引起蛋白质（或酶）在质或量上发生变化，进而引起相应的疾病。如镰形红细胞贫血（HbS病），是一种遗传病。正常人的红细胞是中央微凹的圆盘状，镰形红细胞贫血患者的红细胞却是弯曲的镰刀状。这样的红细胞很容易破裂，导致溶血性贫血，严重时会导致死亡（图2-16）。对患者红细胞的血红蛋白分子的分析发现，在组成血红蛋白分子的多肽链上，发生了氨基酸的替换（图2-17）。进一步研究发现，氨基酸的替换是由于控制合成血红蛋白（Hb）分子的基因发生了碱基置换所致。

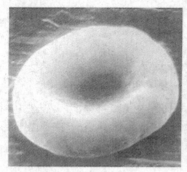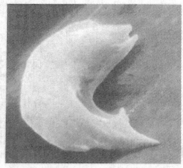

图2-16　正常人红细胞（左）和镰刀形红细胞（右）

缬氨酸–组氨酸–亮氨酸–苏氨酸–脯氨酸–┃谷氨酸┃–谷氨酸–赖氨酸——正常

缬氨酸–组氨酸–亮氨酸–苏氨酸–脯氨酸–┃缬氨酸┃–谷氨酸–赖氨酸——正常

图2-17　血红蛋白分子的部分氨基酸顺序

 知识链接

基因突变与分子病

正常人的血红蛋白分子（Hb）是一种由珠蛋白和血红素结合而成的结合蛋白。成人的每一个珠蛋白分子由4条多肽链构成，其中2条为 α 链，另2条为 β 链。每条 α 链由141个氨基酸组成，每条 β 链由146个氨基酸组成。如果 β 链基因中第六位上的密码子GAG（或GAA）发生突变成为GTG（或GTA），将导致mRNA中相应的密码子GAG（或GAA）变成GUG（或GUA），致使 β 链N端第6位的谷氨酸被缬氨酸替代。由这种珠蛋白肽链参与构成的蛋白质称为镰形血红蛋白（HbS），由此引起的疾病称为镰形红细胞贫血。该病病因的发现，是现代医学史上重要的事件。它从分子水平上阐明了病因，人们在此基础上建立了分子医学。

第四节　人类基因组及基因组计划

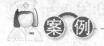

想一想

有人预测，如果将来人们能够彻底搞清楚人类2.0万~2.5万个基因，那么，未来的医院检验科，只需采集新生儿一滴血，便可检测出该婴儿细胞中共有哪些致病基因以及未来可能患何种遗传病。你认为这可能吗？

人类许多疾病与基因有关，要对这些疾病作出准确的诊断并加以防治，就必须了解、认识所有人类基因的结构、功能及其相互关系。为此1990年人类基因组计划（HGP）正式启动并得到了全世界科学家的广泛支持和积极参与。

一、人类细胞核基因组

二倍体生物的生殖细胞中所包含的全套染色体称为一个染色体组；而一个染色体组中所包含的全部基因称为一个基因组。人类体细胞中的DNA主要分布于细胞核中23对染色体上，少量分布在细胞质中的线粒体里。

由于人类男女性染色体的差别，所以人类细胞核基因组包括22条常染色体和X、Y2条性染色体上的全部基因信息。一个基因组中大约含有3.16×10^9碱基对（bp），已发现的基因约2.0万~2.5万个。

二、人类基因组计划

（一）人类基因组计划的研究内容

前已述及，人类细胞核基因组分布在22条常染色体及X和Y性染色体上，含有约3.16×10^9bp。这些碱基对的排列顺序如何？基因的结构如何？功能是什么？这些基因又是分布在哪条染色体上？只有搞清这些问题，才有可能掌握人类自身的全部遗传秘密。因此，人类基因组计划（HGP）研究的核心内容就是完成细胞核基因组中31.6亿个碱基对的测序，美国、英国、德国、日本、法国和中国参加了这项工作。中国是参与这一计划的唯一发展中国家，承担了其中1%的测序任务。2003年人类基因组全序列图已绘制完成。

（二）人类基因组计划的意义

HGP被誉为20世纪科学史上三大里程碑之一，其意义可与阿波罗登月计划相媲美。

首先，HGP将对医学科学的基础研究起到巨大的推动作用。通过对人类基因组的研究，将进一步阐明基因结构与功能的关系及其调控机制，从而推动发育生物学和神经生物学的发展，并揭示细胞分化、胚胎发育、人类的思维和记忆等复杂生命活动的分子基础。

其次，HGP在人类疾病的防治方面也将作出特殊贡献。以人类基因组为大背景，研究疾病在发生过程中涉及到的基因表达与调控等各个方面，从而获得疾病发生的分子机制，以此设计的药物就会更好，治疗方案就能"对因下药"，利用基因治疗更多的疾病将不再是一个奢望，这就是目前正在开展的功能基因组计划的重要内容之一。因此，随着HGP的不断深入，将使人们在疾病诊断、基因治疗、遗传保健、优生优育等方面建立起全新的人类医学。

 知识链接

◦ 功能基因组学 ◦

随着人类基因组全序列图的完成，科学家们又把精力转向了对功能基因组学的研究，即通过开展对基因组的表达调控、基因组多样性和进化规律以及对蛋白质表达和功能的研究，阐明细胞的全部基因表达谱和全部基因产物谱，以期对生命现象有较全面的认识。科学家将其称为"后基因组时代"。

单元小结

1944年艾弗里的肺炎双球菌的转化实验证明：遗传物质是DNA，而非蛋白质。1953年，沃森和克里克提出了DNA分子双螺旋结构模型，该模型的主要特点是：DNA分子是由两条链组成的，这两条链按反向平行方式盘旋形成右手双螺旋结构；DNA分子中的磷酸和脱氧核糖交替连接，排列在外侧，构成DNA分子的基本骨架，碱基排列在内侧。两条链上的碱基通过氢键连接成碱基对，并且碱基配对有一定规律：A一定与T配对；G一定与C配对。

DNA分子的双螺旋结构为复制提供了精确的模板，复制时，通过碱基互补配对保证了将亲代DNA分子的遗传信息准确地传递给子代。

基因是具有某种特定遗传效应的DNA片段。一个结构基因由编码区和侧翼顺序两部分组成。基因的表达是通过DNA控制多肽链的合成来实现的，包括转录和翻译两个过程。转录是在细胞核中进行的，是以DNA片段的一条链为模板合成RNA的过程。翻译是在细胞质中进行的，是以mRNA为模板合成一条多肽链的过程。

基因突变是指因基因中发生的碱基对的替换、增添或缺失而引起的基因结构的改变。基因突变具有多向性、可逆性、有害性和稀有性等特性。引起基因突变的因素很多，可分为三类：物理因素、化学因素和生物因素。基因突变主要分为三种类型：碱基置换突变、整码突变和移码突变。基因突变常常会给人类带来灾难。人类基因组计划将帮助人类认识自身生老病死的遗传秘密，使命运更好地把握在自己手里。

一、单项选择题

1. 组成DNA的碱基种类有（　　）

A. 2种　　　　B. 3种　　　　　　C. 4种　　　　D. 5种　　　　　　E. 6种

2. DNA有而RNA没有的碱基是（　　）

A. T　　　　B. C　　　　　　C. G　　　　　D. A　　　　　　E. U

3. 假如一个DNA片段中一条链的碱基顺序是5'…AATCGACCG…3'，那么它的另一条链的碱基顺序应当是（　　）

A. 5'…TTAGCTGGC…3'　　　　　　　B. 5'…CGGTCGATT…3'

C. 3'…UUAGCUGGC…5'　　　　　　　D. 3'…CGGTCGATT…5'

E. 5'… CGGUCGAUU…3'

4. 外显子的含义是指真核细胞中（　　）

A. 结构基因中的编码区　　　　　　　　B. 结构基因中的编码序列

C. 结构基因中的非编码序列　　　　　　D. 结构基因中的非编码区

E. 编码序列和非编码序列的总称

5. 假如一个mRNA片段中的碱基顺序是5'…AAACAGAUUUAU…3'，其模板链的碱基顺序应该是（　　）

A. 5'…TTTGTCTAAATA…3'　　　　　　B. 3'…UUUGUCUAAAUA…5'

C. 3'…TTTGTCTAAATA…5'　　　　　　D. 3'…ATAAATCTGTTT…5'

E. 5'…AUAAAUCUGUUU…3'

6. 假如某种蛋白质分子由一条多肽链构成，该多肽链含120个氨基酸，则控制该蛋白质合成的基因中至少含有的碱基数是（　　）

A. 60个　　　B. 120个　　　　C. 240个　　　D. 360个　　　　　E. 720个

7. 人类中出现的返祖现象，是由下列基因突变的哪种特性引起的（　　）

A. 基因突变的多向性　　　　B. 基因突变的可逆性

C. 基因突变的有害性　　　　D. 基因突变的稀有性

E. 基因突变的重复性

8. 下列哪种情况属于转换（　　）

A. A=T→C≡G　　　　　　　　　　B. C≡G→A=T

C. T=A→C≡G　　　　　　　　　　D. G≡C→T=A

E. A=U→C≡G

二、填空题

1. 遗传的主要物质是_____。一个脱氧核苷酸由_____、_____和_____三部分组成。

2. DNA复制时所遵循的碱基互补配对原则是_____与_____配对；_____与_____配对。

3. 真核细胞的结构基因包括_____和_____两部分，基因表达包括_____和_____两个过程。

4. 基因突变的特性有：_____、_____、_____和_____。

5. 人群中出现的"毛孩"，在遗传学上称此种现象为_____，这是由于基因突变的_____造成的。

6. 碱基置换引起的基因突变主要有_____、_____、_____和_____四种。

三、简答题

1. 简述DNA双螺旋结构模型的基本要点。

2. 为什么在强烈的日光下要涂防晒霜? 医务人员为患者做放射介入治疗时为什么要穿防护衣?

（于全勇）

遗传的细胞基础

要点导航

1. 掌握细胞核的基本结构和功能；

2. 掌握细胞增殖周期的概念及其各分期的主要特点；

3. 掌握人类染色体核型的概念和非显带染色体分组及主要特征；

4. 掌握减数分裂的概念、各分期的主要特点及生物学意义；

5. 熟悉细胞膜的化学组成及功能；

6. 熟悉重要细胞器的结构和功能；

7. 熟悉人类染色体的形态结构、类型及数目；

8. 熟悉精子和卵子形成过程的各期特点；

9. 熟悉基因与染色体的平行关系；

10. 了解X染色质和Y染色质的概念及其区别。

地球上的生物，除了病毒以外，所有的生物体都是由细胞构成的。细胞不仅是生物体的结构单位，而且还是生物体一切生命活动的功能单位。如生物具有的遗传和变异现象，就与细胞中的染色体息息相关。因此，要想对生物的遗传和变异现象有一个明确的认识，就要对细胞的结构和功能有一定的了解。

第一节　真核细胞的基本结构

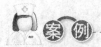
案 例

想一想

1978年7月25日世界上第一例试管婴儿路易斯·布朗出生。
这个生命的奇迹是依靠什么来实现的？

人体有数百种不同的细胞，它们的形态、大小和功能虽然各异，但在光镜下都可观察到细胞膜、细胞质和细胞核三部分结构。三者之间不仅在形态上密切相关，而且还

考点提示

各细胞器的识别和基本功能。

在生理功能上相互协调,以执行细胞整体的生命活动(图3-1)。

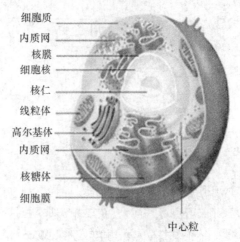

图3-1 动物细胞结构模式图

（细胞质）
（内质网）
（核膜）
（细胞核）
（核仁）
（线粒体）
（高尔基体）
（内质网）
（核糖体）
（细胞膜）
（中心粒）

 知识链接

流动镶嵌模型

　　流动镶嵌模型是桑格(S.J.Singger)和尼克森(G.Nicolson)1972年提出的关于细胞膜的分子结构模型。其基本内容是：类脂双分子层构成了细胞膜的基本支架,这个支架不是静止的,而是具有一定的流动性。蛋白质分子有的镶在类脂双分子层表面,有的部分或全部嵌在类脂双分子层中,有的横跨整个类脂双分子层。大多数蛋白质也可以运动。细胞膜具有不对称性。

一、细胞膜

　　细胞膜又称质膜,是包围在细胞表面的界膜。在电子显微镜下,它是由"两暗一明"三层结构组成,即内外两层致密的深色带和中间一层疏松的浅色带。这三层结构形式作为一个单位,称为单位膜。除细胞膜外,细胞内还有许多膜结构,例如细胞核、线粒体、内质网等。一般将细胞中所有的膜统称为生物膜,包括细胞膜和细胞内膜。所有生物膜化学组成、分子结构相似。细胞膜的化学成分主要由类脂、蛋白质及少量的糖

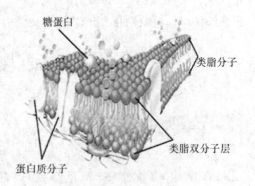

（糖蛋白）
（类脂分子）
（类脂双分子层）
（蛋白质分子）

图3-2 细胞膜结构示意图

类组成。关于细胞膜的分子结构,目前被广泛接受的是流动镶嵌模型(图3-2)。细胞膜是细胞与外界环境联系的通道,对控制细胞的内外物质交换有重要作用,同时具有保护细胞的作用,还与细胞识别、分泌、排泄、免疫有关。

知识链接

癌变细胞与细胞膜成分改变

　　癌细胞的恶性增殖和转移与细胞膜成分的改变有关。细胞在癌变过程中，细胞膜的成分发生改变，产生甲胎蛋白（AFP）、癌胚抗原（CEA）等物质。因此，在检查癌症的检验报告单上，有AFP、CEA等检测项目。如果这些指标超过正常值，应做进一步检查，以确定体内是否出现了癌细胞。

二、细胞质

　　细胞质是细胞膜与细胞核之间的全部结构和物质，包括各种细胞器和细胞质基质。细胞质基质也称为基质溶胶，是半透明的胶状物，它为细胞质与细胞核以及细胞器之间的物质运输、能量交换、信息传递提供了环境，也是许多重要代谢反应的场所。细胞质基质中有许多各种形态结构的细胞器，细胞器是细胞质中具有一定化学组成和形态并表现某些特殊功能的结构。它们相互独立地执行各自的功能，又协同作用完成生命的活动过程。细胞器包括线粒体、内质网、高尔基复合体、溶酶体、核糖体、中心粒等。

考点提示

　　各细胞器的识别和重要细胞器功能。

（一）线粒体——动力工厂

　　线粒体是细胞质中较大的细胞器。在光镜下观察是线状、颗粒状或杆状。在电镜下观察，线粒体是由两层单位膜包围而成的囊状结构（图3-3）。外膜光滑，内膜内伸成嵴，嵴膜上有许多基粒。嵴粒中含有ATP合成酶，通过氧化分解糖、脂肪和蛋白质合成ATP，储存能量。因此线粒体是一种高效地将有机物转化为细胞生命活动能源ATP的细胞器。细胞生命活动所需的能量95％是由线粒体提供的。线粒体作为细胞生命活动的直接供能者，也是细胞内能量的获得、转换、储存和利用等环节之间联系的纽带，因此线粒体也被称为细胞的"动力工厂"。线粒体是动物细胞核外唯一含有DNA的细胞器，线粒体基因的突变或缺失可引发线粒体遗传病。

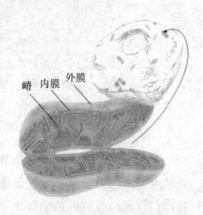

嵴　内膜　外膜

图3-3　线粒体结构示意图

知识链接

线粒体功能缺失与中老年性耳聋

　　中老年性耳聋是比较常见的，在65岁以上的老年人中约有30%的人有听力障碍。其中线粒体功能的缺失和人体内自由基的增加是致病的重要原因之一。因此，即使患者没有使用过敏药物，随着年龄的增大，听力也会逐渐下降。所以，建议老年人平时多摄入绿茶、维生素等抗自由基饮品、食物，来缓解听力损伤，并作好提前干预，提高生活质量。

（二）内质网——物质运输的通道

内质网是由一层单位膜构成的网状结构（图3-4），广泛分布在细胞质中，向内与细胞核的外膜相连，向外与细胞膜相连。根据内质网表面上是否有核糖体的附着分为粗面内质网和滑面内质网。内质网的功能是多方面的：对细胞质起支持和分隔作用；与细胞质进行物质交换；与蛋白质、脂类、糖类的合成有关；是蛋白质等的运输通道。

（三）高尔基复合体——加工、包装车间

高尔基复合体是由小囊泡、扁平囊和大囊泡组成的圆盘状结构（图3-5）。凸面朝向细胞核为生成面；凹面朝向细胞膜为分泌面。扁平囊末端膨大，分离出大囊泡。扁平囊由粗面内质网出芽分离的小囊泡形成。高尔基复合体的主要功能是将来自内质网合成的多种蛋白质进行加工、分类和包装，然后分门别类地运送到细胞内的特定部位或运送到细胞外。

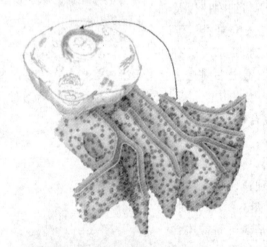 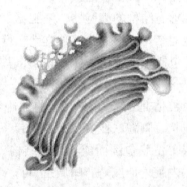

图3-4 内质网结构示意图　　图3-5 高尔基复合体结构示意图

（四）溶酶体——细胞内的消化器官

溶酶体是由一层单位膜包围着的含有50多种酸性水解酶的囊泡状结构。所含的酶对蛋白质、脂类、糖类、核酸等几乎细胞内所有成分均能分解。因此，溶酶体被称为细胞内的消化器官，对细胞起到保护和防御作用。一旦溶酶体的膜受到破坏，将给细胞带来灾难性的后果。

 知识链接

溶酶体与硅肺

科学家发现有40多种疾病是由于溶酶体内缺乏某种酶产生的，如工矿企业常见的职业病——硅肺。当肺部吸入硅尘（SiO_2）后，硅尘被吞噬细胞吞噬，吞噬细胞中的溶酶体缺乏分解硅尘的酶，而硅尘却能破坏溶酶体膜，使其中的水解酶释放出来，破坏细胞结构，使细胞死亡，最终导致肺的功能受损。

（五）核糖体——蛋白质的合成场所

核糖体是由大亚基和小亚基两个亚单位构成非膜相的葫芦形结构，主要成分为核糖体RNA（rRNA）和蛋白质。在细胞质中，有些核糖体附着于内质网表面，称为附着核糖体。还有一些核糖体呈游离状态，分布于细胞质基质中，称为游离核糖体。核糖体是细胞内合成蛋白质的场所。

（六）中心粒

中心粒普遍存在于动物细胞和低等植物细胞中，是成对出现的细胞器，位于细胞核附近，电镜下所见的中心粒为一圆柱形。中心粒的功能与细胞分裂及运动有关。

（七）细胞骨架

细胞骨架指真核细胞中的蛋白纤维网架体系，包括微管、微丝和中间丝等。细胞骨架的主要功能是维持细胞的一定形态；保持细胞内部结构的有序性；还与细胞运动、物质运输、能量转换、信息传递、细胞分裂和分化等生命活动密切相关。

三、细胞核

每个真核细胞通常只有一个细胞核，而有的细胞有两个以上的细胞核。但是，有极少数种类的细胞，却没有细胞核，如哺乳动物的成熟的红细胞。细胞核的形状，最常见的是球形、卵形。细胞核是细胞内最大、最重要的细胞器，是细胞代谢和遗传的控制中心。在细胞周期的间期，细胞核由核膜、核仁、染色质和核基质构成（图3-6）。在细胞周期的分裂期，核膜、核仁消失，染色质变成染色体。

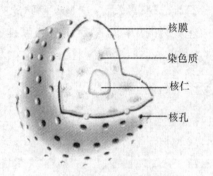

图3-6 细胞核结构示意图

（一）核膜

细胞核外包裹的膜称之为核膜。此结构将细胞质与核内物质分开。它由两层单位膜组成，在核膜的某些部位，内外层核膜彼此融合形成核孔。核膜的主要功能是保护核内物质，并使核内物质在特定的区域内执行它的功能而不受干扰，同时控制着核与细胞质之间的物质交换，在有丝分裂期核膜崩解、消失。

（二）核仁

核仁出现在间期细胞核内，在光镜下观察，核仁是圆形颗粒，一般情况下一个细胞核内有1~2个核仁，也有多个者。在电镜下观察，核仁是表面无膜的海绵状结构。核仁的主要功能是进行核糖体RNA（rRNA）的合成。

（三）染色质与染色体

染色质与染色体是同一物质在细胞周期不同时期的两种表现形态，其主要成分为DNA和组蛋白，易被碱性染料着色，是遗传信息的载体。

染色质是间期遗传物质的存在形式。其中DNA是染色质的重要成分，携带大量遗传信息，性质稳定，

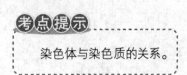

考点提示

染色体与染色质的关系。

数量恒定。核小体是染色质的基本结构单位，每个核小体由5种组蛋白和200个左右的碱基对的DNA组成，其中4种组蛋白（H₂A、H₂B、H₃、H₄）各2个分子组成组蛋白八聚体，构成核小体的核心颗粒，DNA分子（约140个碱基对）在其外围缠绕1.75圈，两个核心颗粒之间有一段DNA分子，长约60个碱基对。组蛋白H₁位于DNA进出核心的结合处，是稳定核小体的结构，与染色质收缩有关（图3-7）。许多核小体彼此连接成串珠状结构，使DNA的长度压缩至1/7，这是染色质的一级结构。在细胞分裂过程中，每6个核小体绕成一圈盘旋成螺线管，这是染色质的二级结构。螺线管再进一步

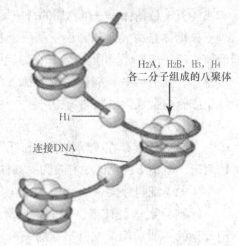

图3-7 核小体结构示意图

盘旋成超螺线管，这是染色质的三级结构，此过程DNA的长度被压缩至1/40。在细胞有丝分裂的中期，染色质已高度螺旋化为形态最清晰的染色体。中期的染色体只有原来DNA长度的1/8400（图3-8）。

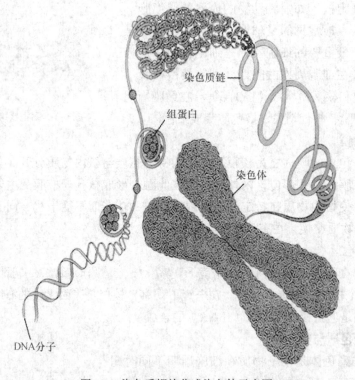

图3-8 染色质螺旋化成染色体示意图

（四）核基质

核基质亦称核骨架，是指真核细胞核内除去核膜、核纤层、染色质、核仁以外存

在的一个纤维蛋白构成的网架体系。可能与DNA复制、基因表达、RNA的修饰、染色质的包装、细胞分化和细胞癌变等有关。

第二节　细胞的增殖

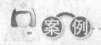

想一想

人是由一个受精卵细胞发育而来的，刚出生的婴儿约有$2×10^{12}$个细胞；成人约含有$6×10^{14}$个细胞，且正常细胞都有一定的寿命。

1. 细胞是如何来增殖的？
2. 在增殖过程中如何保证遗传物质的稳定性和一致性？

细胞增殖是生物体的重要生命特征，细胞以分裂的方式进行增殖。单细胞生物，以细胞分裂的方式产生新的个体。多细胞生物，以细胞分裂的方式产生新的细胞，用来补充体内衰老和死亡的细胞；同时，多细胞生物可以由一个受精卵，经过细胞的分裂和分化，最终发育成一个新的多细胞个体。必须强调指出，通过细胞分裂，可以将复制的遗传物质，平均地分配到两个细胞中去。可见，细胞增殖是生物体生长、发育、繁殖和遗传的基础。真核细胞的分裂有三种，即无丝分裂、有丝分裂和减数分裂。

知识链接

❀ 细胞分裂的类型 ❀

细胞各组成部分在不断发展变化的基础上还要不断增殖，产生新细胞，以代替衰老、死亡和创伤所损失的细胞，这是机体新陈代谢的表现，也是机体不断生长发育、赖以生存和延续种族的基础。细胞分裂可分为无丝分裂、有丝分裂和减数分裂三种类型。无丝分裂又称为直接分裂，不仅发现于原核生物，同时也发现于高等动植物，如植物的胚乳细胞、动物的胎膜、间充组织及肌肉细胞等。有丝分裂又称为间接分裂，它是真核细胞增殖的基本方式。减数分裂又称为成熟分裂，是高等动植物在形成生殖细胞（配子）过程中的特有的分裂方式。

一、细胞增殖周期的概念

细胞增殖周期简称细胞周期,是指细胞从上一次有丝分裂结束开始到下一次有丝分裂结束为止所经历的全过程。根据细胞的形态变化特征，可将细胞周期分为间期和分裂期（图3-9）。

考点提示

细胞增殖周期的概念。

（一）分裂间期

间期是两次细胞分裂之间的时期，经历的时间占整个细胞周期的90%~95%，是细胞生长发育、分裂增殖所需各种物质的合成及能量积累的关键时期。根据间期是否有DNA的合成分为G_1期（DNA合成前期）、S期（DNA合成期）和G_2期（DNA合成后期），其中在S期DNA自我复制，含量增加一倍，因此此期是整个间期的核心阶段，也是整个细胞周期最活跃的时期。

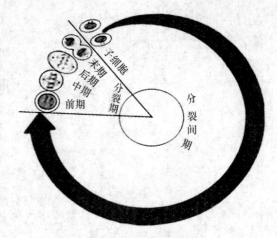

图3-9 细胞周期示意图

 知识链接

❀ 细胞周期 ❀

20世纪50年代，人们把细胞周期划分为分裂期和静止期两个阶段，当时认为分裂期是细胞增殖的主要阶段。后来，由于放射自显影和细胞化学等技术的迅速发展，对于细胞增殖过程的动态研究也日趋深入。现已明确，过去一直被忽视的所谓"静止期"却是细胞周期中极为关键的一个阶段，因为与DNA复制有关的一系列代谢反应都是在这个阶段进行的，所以将"静止期"改称为间期。现在把细胞周期分为两个阶段：间期和分裂期。

❀ 组成肿瘤组织的3种细胞 ❀

肿瘤细胞表现为不受约束而无限增殖。组成肿瘤组织的细胞有3种：

1. 增殖细胞群 是指处于增殖周期并不断按指数进行分裂增殖的细胞，肿瘤组织中增殖细胞群比较多，所以肿瘤组织的生长迅速。肿瘤组织增长越迅速，对药物越敏感，化疗效果越好，如急性白血病；反之，肿瘤组织增长越缓慢，对药物的敏感性较低，化疗效果较差，如多数的实体瘤。

2. 静止细胞群（G_0期细胞） 这类细胞具有潜在的增殖能力，暂不进行增殖，是后备细胞。当增殖细胞群的细胞因化疗、放疗或其他因素而大量死亡时，G_0期细胞即可进入增殖周期进行增殖，因此G_0期细胞是肿瘤复发的根源。同时G_0期细胞也是肿瘤化疗中的主要障碍，因为，这部分细胞对化疗药物不敏感。

3. 无增殖能力细胞群 这类细胞没有增殖能力，无法进行分裂增殖，最后老化死亡。

（二）有丝分裂期

有丝分裂期（M期）是从G₂期结束到有丝分裂终止所经过的时期，经历的时间占整个细胞周期的5%~10%。为了便于研究，根据细胞分裂时的形态变化特征，人为地将其划分为前期、中期、后期和末期4个阶段。分裂期细胞一分为二，将细胞的遗传物质平均分配到两个子细胞（图3-10）。有丝分裂是人类及其他生物体细胞增殖的基本方式。生物体的生长发育从受精卵开始，经过了胚胎期、婴儿期，直到成年期，必须通过细胞的有丝分裂产生大量的体细胞才能实现。

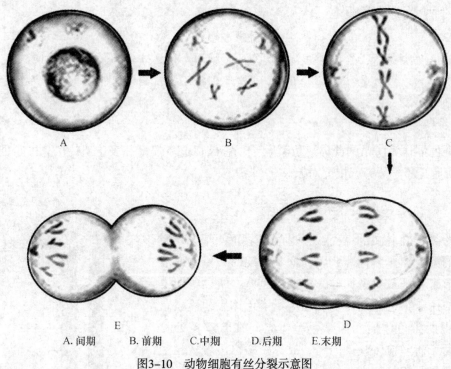

A. 间期　　　B. 前期　　　C.中期　　　D.后期　　　E.末期

图3-10　动物细胞有丝分裂示意图

1. 前期　染色质开始浓缩，由原来的纤丝状逐渐螺旋化，变短变粗形成在光镜下可见的染色体。每条染色体可分辨出在着丝粒处相连的两条染色单体，它们互称为姐妹染色单体。在间期复制好的二对中心粒逐渐向细胞两极移动，并发出由微管蛋白组成的纺锤丝，形成纺锤体。前期最后，核膜破裂，核仁消失。

2. 中期　染色体高度螺旋化，并与来自细胞两极的纺锤丝相连，在纺锤丝的牵引下，向细胞中央移动并集中形成赤道板。因中期的染色体形态最清晰，所以中期是染色体结构与数目观察、分析与研究的最佳时期。

3. 后期　每条染色体的着丝粒纵裂，姐妹染色单体各自成为独立的染色体，在两侧纺锤丝的牵拉下，两组染色体分别向细胞两极移动并集中，使细胞两极具有相同形态结构、数目的染色体。在姐妹染色单体分离的过程中，一旦出现异常，便会影响遗传物质的均等分配，使分裂产生的子细胞

考点提示

有丝分裂各个时期的特点。

出现染色体结构或数目异常。

4. 末期 集中在细胞两极的染色体解螺旋成纤丝状染色质；核膜、核仁重新形成；赤道板部位的细胞膜内缢形成分裂沟，最终使细胞一分为二，完成细胞周期的整个过程。

第三节 人类染色体

想一想

上帝创造了亚当和夏娃，人类有了男性和女性之分，男、女不同主要表现在生殖系统上，其他系统基本相似。那么我们能不能从染色体的角度去解释男性和女性的异同呢？

染色体作为DNA的载体，也就赋予了它储存遗传信息和表达遗传信息的功能，是人类细胞遗传学研究的主要对象。

一、人类染色体的形态结构

人类染色体的形态，一般都是以细胞有丝分裂中期的染色体作为标准，因为这个时期的染色体最清晰，形态特征最典型，称为中期染色体。所以中期染色体常用于染色体的研究和临床上染色体病的诊断。每一中期染色体的两条染色单体之间在着丝粒处相连，由于着丝粒区浅染内缢，故称主缢痕。着丝粒区是纺锤丝附着处，它与细胞分裂过程中染色体的运动密切相关（图3-11）。

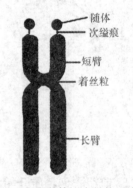

图3-11 染色体形态结构示意图

标注：随体、次缢痕、短臂、着丝粒、长臂

着丝粒将染色体分为短臂（p）和长臂（q），两臂末端均有一特化结构，称端粒。它是染色体臂末端必不可少的结构，在维持染色体稳定性和完整性方面起重要作用。除主缢痕外，在某些染色体的长臂或短臂上存在浅染缢缩部位，称为次缢痕（或称副缢痕）。有些染色体的短臂末端有球状结构，称为随体。

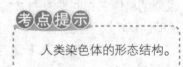

考点提示

人类染色体的形态结构。

二、人类染色体的类型

每条染色体上着丝粒的位置是恒定的。根据着丝粒在染色体上的位置不同，人类染色体可分为3种类型：①中央着丝粒染色体。着丝粒位于染色体纵轴的1/2~5/8处，染色体长短两臂长度相等或近似相等；②亚中央着丝粒染色体。着丝粒位于染色体纵轴的5/8~7/8处，染色体长短两臂长度明显不同；③近端着丝粒染色体。着丝粒靠近一端，位于染色体纵轴的7/8~末端，短臂很短（图3-12）。

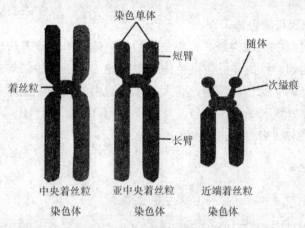

图3-12　人类染色体类型

三、人类染色体的数目

人类正常体细胞中染色体的数目为23对（46条），其中22对为常染色体，一对为性染色体。男性的性染色体为1条X染色体和1条Y染色体，女性的染色体为2条X染色体。

正常的生殖细胞中染色体的数目为23条。卵细胞中为22条常染色体和1条X染色体；精子有两种情况，一种类型的精子含22条常染色体和1条X染色体；另一种类型的精子有22条常染色体和1条Y染色体。

 知识链接

○ 不容小视的X染色体和Y染色体 ○

染色体研究是临床遗传学研究的基础。测序结果表明X染色体包涵多达1100种基因，与之相关的疾病也有百余种，如脆性X综合征、抗维生素D性佝偻病、血友病等。看来这条染色体绝不容小视！

X染色体对应的另一半就是Y染色体。人类Y染色体的测序工作已经完成，发现它并没有人们之前想象的那样脆弱。Y染色体上有一个"睾丸"决定基因，对性别决定至关重要。目前已经知道的与Y染色体有关的疾病有十几种。

四、核型

（一）核型的概念

核型是指将一个处于分裂中期的体细胞按一定程序处理而显示出来的染色体的数目、大小及形态结构特征。按国际上的统一规定对这些染色体进行分组、配对、排序并对其进行染色体数目、形态结构特征分析，这一过程称为核型分析。一个体细胞的核型可以代表一个个体的核型。通过核型分析，可以识别某些个别染色体数目或结构异常所导致的遗传病。

（二）人类非显带染色体识别

20世纪70年代以前，用吉姆萨常规染色的染色体标本，除着丝粒和次缢痕外，其余部分着色比较均匀，称为非显带染色体（图3-13）。根据1960年美国丹佛第一届国际细胞遗传学会上确立的丹佛体制，将人类体细胞中的46条染色体分别进行配对，按其长度和着丝粒位置顺次编为1~22号，并划分为A、B、C、D、E、F、G 7个组。另一对染色体X和Y染色体，分别归入C组和G组。

知识链接

❧ 终生的遗憾 ❧

对人类染色体的研究早在19世纪已经开始，但直到1956年美籍华裔学者蒋有兴和Levan才首先正确鉴定了人类体细胞的染色体数目是46条（以前一直认为是48条）。实际首先观察认定46条染色体的人却是另一美籍华裔学者徐道觉。1952年徐道觉在德克萨斯大学取得博士学位后，在一家实验室从事研究培养中的人和哺乳动物的核现象。当他试图观察细胞的染色体时，发现它们挤在一起无法观察。不久"奇迹"出现了。在一些治疗性流产的胚胎组织培养标本中，他用低渗液冲洗细胞，竟在标本中看到了铺展很好的染色体。由此徐道觉确认了正确的染色体数目，运用低渗液处理制备染色体标本也成了细胞遗传学得以发展的一个转折点。非常遗憾的是，因种种原因徐道觉并没有发表自己的研究成果，为自己留下了终生遗憾。

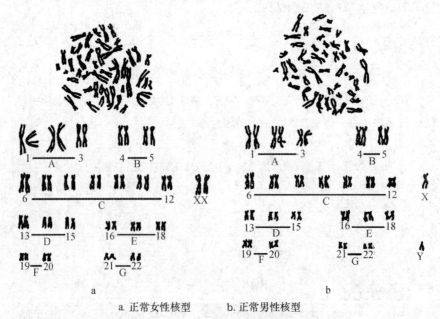

a. 正常女性核型　　b. 正常男性核型

图3-13　正常人类非显带染色体核型

A组　包括1~3号3对染色体，为最大的一组染色体。其中1、3号为中央着丝粒染色体，2号为亚中央着丝粒染色体。

B组　包括4~5号两对染色体，为大型的亚中央着丝粒染色体，但4、5两对间彼此不易鉴别。

C组　包括6~12号7对染色体和X染色体，为中等大小的亚中央着丝粒染色体。各相邻的染色体间难以区分，但相对来说，6、7、8、11号染色体和X染色体的着丝粒靠近中央，短臂相对较长，9、10、12号染色体的着丝粒偏离中央，即短臂相对较短，9号染色体长臂上常有一较大而明显的次缢痕，这些特点，通常可作为识别的标准。

D组　包括13~15号3对染色体，均为中等大小的近端着丝粒染色体，短臂上常有随体。在非显带的标本上彼此很难区分。

E组　包括16~18号3对染色体，为较小的中央着丝粒染色体和亚中央着丝粒染色体，其中16号为中央着丝粒染色体，在长臂有时可出现次缢痕，17、18号染色体为最小的亚中央着丝粒染色体。彼此较易区分。

F组　包括19~20号两对染色体，为次小的中央着丝粒染色体。在非显带染色体上，二者难以区分，但与其他组染色体很易区分。

G组　包括21~22号两对染色体和Y染色体，为最小的近端着丝粒染色体，其中21和22号染色体短臂末端常有随体，而Y染色体短臂末端无随体。

知识链接

♋ 助　记 ♋

1、3、16、19、20为中央着丝粒染色体；13、14、15、21、22、Y为近端着丝粒染色体；其余为亚中央着丝粒染色体。

人类细胞遗传学命名的国际体制（ISCN）对正常染色体核型的表达方式是：染色体总数（包括性染色体）、性染色体组成、异常染色体情况，每部分用逗号隔开。例如：正常女性核型描述为46，XX；正常男性核型描述为46，XY；21-三体型的男性核型描述为47，XY，+21。

> **考点提示**
>
> 核型的概念和非显带染色体分组及主要特征。

（三）人类显带染色体及显带技术

利用非显带染色体进行核型分析，只能够准确识别出1、2、3、16和Y等几条染色体，其余的只能分到组，很难准确鉴别组内各染色体及其微小的结构。这使得染色体结构畸变的研究以及染色体病的临床诊断受到很大的限制。1968年染色体显带技术的问世和发展，使染色体研究跨入了一个新纪元。

瑞典细胞化学家首先应用荧光染料氮芥喹吖因处理染色体标本，在荧光显微镜下观察到每条染色体呈现宽窄不一和亮度不同的带纹，称显带染色体。染色体显带技术，是用各种特殊的染色方法使每一号染色体的短臂和长臂显现出一条条明暗交替或深浅相间的横带。目前，根据对染色体标本不同的处理方法，有4种显带技术被国际确认并通用，分别为Q带、G带、R带和C带。由于每一号染色体都有其独特的带纹，这就构成了每条染色体的带型（图3-14）。同源染色体的带型基本相同，不同对的染色体带型不同。通过显带染色体核型分析不仅能准确地识别每一号染色体，极大地提高了核型分析的精确度，而且对临床诊断染色体结构畸变导致的遗传病具有重大意义。

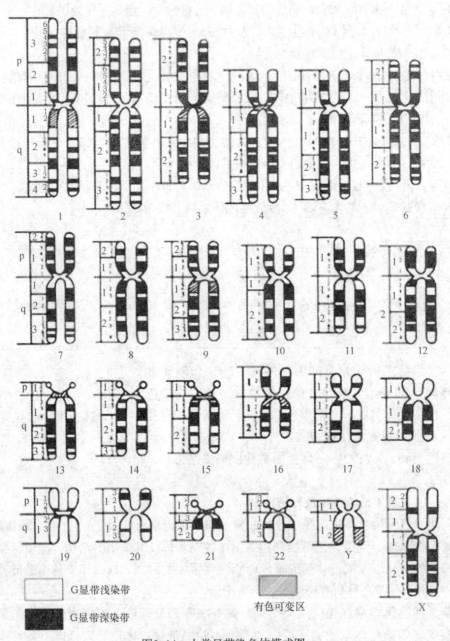

图3-14　人类显带染色体模式图

20世纪70年代后期，随着染色体高分辨技术的改进，人们可以从细胞分裂的晚前期、前中期得到带纹更多更丰富的染色体。使一套单倍体染色体组由原来可显示320条带纹发展到可显示550~850条，甚至近千条带纹，使核型分析更加精确，为鉴别某些细微的染色体结构畸变和诊断染色体病提供了更有利的手段。

1971年在巴黎召开的第四届国际人类细胞遗传学会议上，制定了《人类细胞遗传学命名的国际体制》（ISCN），提出了每条显带染色体根据界标划分区、带的标准模式。

1. 界标 识别染色体的重要指标。它是染色体上恒定、有显著形态学特征的部位。主要包括着丝粒，染色体长臂、短臂的末端和某些特殊的带。最明显的界标是着丝粒，它将染色体分为短臂（p）和长臂（q）。

2. 区 相邻的两个界标之间为区。每一条染色体的区都是从着丝粒开始，靠近着丝粒的两个区分别标记为长臂1区和短臂1区，然后由近往远依次定义为2区、3区等。

3. 带 每一条染色体都是由一系列连续的明暗带组成。每一条染色体分区内的带也从着丝粒开始命名。沿着染色体长臂和短臂由着丝粒近端向远端开始依次命名。每一区内离着丝粒最近的带为1带，依次向外排列。高分辨显带技术的应用使原来的一个带又可分为几个亚带，一个亚带再分为几个次亚带。

描述一个特定带时，需要写明下面4个内容：①染色体序号；②臂的符号；③区号；④带号；这些符号依次连写，不留间隔，也不用标点分开。例如，1q23表示1号染色体长臂2区3带。在描述亚带时，在原来带名之后加上小圆点，并在小圆点之后加新的数字，称为亚带。例如，原来的1q23带被分为3个亚带后，则描述为1q23.1，1q23.2，1q23.3。1q23.1靠近着丝粒区，1q23.3远离着丝粒区。

五、性染色质

性染色质是指在间期细胞核中呈高度浓缩状态的性染色体或性染色体部分。人类细胞中有X染色质和Y染色质两种性染色质。

（一）X染色质

正常女性的细胞核中有两条X染色体，而正常男性只有一条。那么，位于X染色体上的基因产物在男女体细胞中是否会存在数量上的差异呢？实验证明这一差异并不存在。对此，1961年英国遗传学家莱昂（Lyon）提出了X染色质失活假说即Lyon假说，以解释此现象。其主要内容如下：

1. 正常女性的两条X染色体中，只有一条是有活性的，具转录功能，另一条则无转录功能，这条失活的X染色体在间期细胞核中螺旋化呈异固缩状态，形成一个直径约1μm的浓染小体贴在细胞核膜内缘，称X染色质（图3-15）。这样就使得男女X染色体上连锁基因转录产物在数量上相等，称为剂量补偿效应。一个细胞中无论有几条X染色体，也只能有一条X染色体有转录活性，其余的均失活形成X染色质。因此，一个细胞中的X染色质数目等于X染色体数目减1。

2. X染色体失活发生在胚胎发育早期，人类大约在胚胎发育的第16天。

3. X染色体的失活是随机的，可以来自母亲也可以来自父亲。

4. 在形成生殖细胞时，失活的X染色体被重新激活。

正常女性体细胞中有两条X染色体，所以间期细胞核中X染色质数目为1，正常男性体细胞中只有一条有转录活性的X染色体，X染色质数目为0，所以看不到X染色质。

（二）Y染色质

正常男性个体的间期细胞用荧光染料染色后，在细胞核中可见一个直径约为0.3 μm的强荧光小体。它代表Y染色体长臂远端的异染色质区，称Y染色质（图3-16）。这种现象称Y染色质阳性。一个正常男性体细胞中含有一条Y染色体，即他有一个Y染色质。所以，体细胞中Y染色质数目等于Y染色体数目。

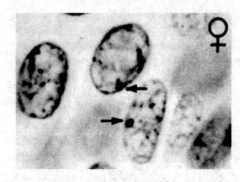
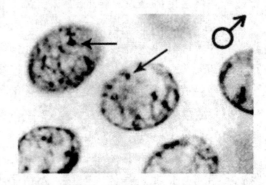

图3-15　女性X染色质照片　　　　　　图3-16　男性Y染色质照片

临床上检查间期细胞核中X染色质和Y染色质，可以在早期对胎儿进行初步的性别鉴定，有利于早期检出性染色体数目异常的疾病。

第四节　基因与染色体的关系

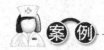

想一想

正常人的体细胞中只有23对染色体，但却有2.0万~2.5万个基因，根据前面所学的知识，你认为基因在哪里？基因和染色体之间有关联吗？如果有，他们之间是种什么关系？

一、减数分裂与配子形成

生物在有性生殖过程中，经过配子发生过程形成成熟的精子和卵子，这一过程包括增殖、生长、成熟等时期，期间虽有一些差别，但都经历了一个相同的阶段—减数分裂。

（一）减数分裂

1. 减数分裂的概念　减数分裂是指在有性生殖的生物中，精母细胞和卵母细胞在成熟阶段发生的一种特殊的有丝分裂。减数分裂过程与有丝分裂相似，细胞在分裂之前也有一个间期，DNA复制一次。但随后细胞经历连续的两次分裂过程（图3-17），即减数第一次分裂和减数第二次分裂，结果1个母细胞产生了4个子细胞，每个子细胞的染色体数为母细胞的一半，因此称为减数分裂。

 知识链接

◎ 减数分裂的由来 ◎

1883年比利时学者比耐登（E.Van.Beneden）在研究马蛔虫受精卵时观察到，精子和卵子中含有数目相同的染色体，这些染色体通过受精作用传给下一代。根据这一发现，生物学家推测，生殖细胞中的染色体数目是体细胞的一半，否则生物每繁殖一代，体细胞中的染色体数目就会增加一倍。从19世纪后期到20世纪初，许多科学家相继观察到，无论动物还是植物的生殖细胞，在形成过程中染色体数目都减少一半，并将这个过程命名为减数分裂。

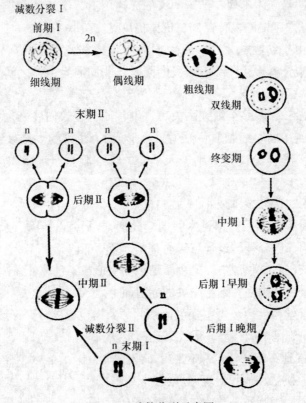

图3-17 减数分裂示意图

2. 减数分裂各时期特点

（1）减数第一次分裂（减Ⅰ）

①前期Ⅰ 过程复杂，历时较长，根据染色体变化特点又可分为5个时期。

细线期：在此前的间期，染色体的复制已完成，细胞核中染色体呈双股（即由2条染色单体构成）细线状，但光镜下不能识别。

偶线期：此期中每条染色体含两条染色单体，称二分体；同源染色体彼此靠近配对称为联会。联会的结果是每对联会在一起的同源染色体形成一个二价体。同源染色体是指形态结构、大小相同的一对染色体，其中一条来自父亲，一条来自母亲。联会是减数分裂特有的现象，它是同源非姐妹染色单体之间发生交换的必要条件。

粗线期：染色体缩短变粗，此时的二价体由4条染色单体组成，称为四分体。同源染色体中的非姐妹染色单体之间发生交叉，交叉后染色体之间交换部分片段，称为交换。

双线期：二价体进一步螺旋化而缩短增粗，联会的同源染色体互相排斥发生分离，交叉点逐渐向染色体的末端移动称交叉端化，只在交叉点相连，由此可知，交叉点的位置并不一定是染色体交换的位置。

终变期：染色体变得更短更粗，交叉继续端化而数目减少，核仁、核膜消失，纺锤体开始形成。

②中期Ⅰ　各四分体排列在细胞中央的赤道面上，纺锤丝与二价体着丝粒相连，同源染色体的着丝粒朝向两极，此期二价体仍可见交叉联系。

③后期Ⅰ　由于纺锤丝牵引，每对同源染色体彼此完全分离，分别移向细胞两极。当同源染色体分离并移向细胞两极的同时，非同源染色体之间互相独立，即可随机组合移向细胞两极。

④末期Ⅰ　各二分体移至细胞两极后，染色体解旋，伸展恢复成染色质状态；核膜、核仁重新形成；同时细胞质一分为二，形成2个子细胞。结果经过第一次减数分裂，成对的同源染色体分离，分别进入不同的子细胞。子细胞中染色体数目减少了一半。

（2）减数第二次分裂（减Ⅱ）

减数第一次分裂结束后，即进入间期，此期很短，DNA不复制，随即进入减数第二次分裂。减数第二次分裂的过程与普通有丝分裂相似。

①前期Ⅱ　核仁、核膜消失，染色质缩短变粗形成染色体，纺锤体形成。

②中期Ⅱ　染色体排列在细胞中央的赤道面上。

③后期Ⅱ　着丝粒纵裂，每条染色体中的两条染色单体分开形成2个染色体，并在纺锤丝的牵引下向细胞两极移动，最终到达两极。

④末期Ⅱ　移到细胞两极的染色体解旋变为染色质；纺锤体消失；核仁、核膜出现，形成2个细胞核；细胞膜自中部内缢，细胞质一分为二，最终形成4个子细胞。

考点提示

减数分裂的意义。

3. 减数分裂的生物学意义

（1）保证了人类染色体数目在遗传中的恒定

精子和卵子的成熟过程即为减数分裂，细胞连续分裂2次，而染色体（即DNA）只复制了1次，所形成的精子和卵子染色体数目减半为23条；精子和卵子结合形成受精卵，受精卵又恢复为46条染色体，从而使人类染色体数目代代相同。

（2）是遗传规律的细胞学基础

减数分裂中同源染色体分离，是孟德尔分离定律的细胞学基础；非同源染色体的随机组合，是孟德尔自由组合定律的细胞学基础；同源染色体中非姐妹染色单体的交换是摩尔根连锁与互换定律的细胞学基础。

（3）是遗传复杂性的细胞学基础

非同源染色体随机组合进入1个生殖细胞，以及同源非姐妹染色体之间的交换等，使生殖细胞中染色体构成呈现多样化，从而表现出人类遗传和变异的多样性。

考点提示

有丝分裂与减数分裂的区别。

（二）精子和卵子的形成过程

精子和卵子的形成过程称为配子发生。它们的形成都要经历增殖、生长、成熟几个时期，精子还要经过变形期。精子和卵子的发生过程中存在一些差异，可是最重要的是成熟期都要经过减数分裂。

考点提示

精子和卵子的发生过程。

1. 精子发生 产生精子的器官是睾丸。精子的发生需要经历增殖、生长、成熟和变形四个时期。男性从青春期开始，睾丸开始持续产生精子，精子发生的周期约为70天，正常男性一次射精3亿~4亿个精子（图3-18）。

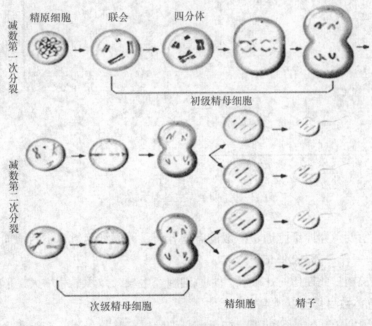

图3-18 精子发生过程示意图

（1）增殖期 睾丸曲细精管上皮中的精原细胞，在青春期前进行多次有丝分裂，其数量不断增加，但其染色体数目同体细胞一样，都是2n=46条。

（2）生长期 精原细胞经过多次增殖后，一部分精原细胞继续增殖，以稳定精原细胞的数量；另一部分精原细胞则停止分裂，进入生长期，细胞体积增大，成为初级精母细胞，其染色体数目仍为2n（46条）。

（3）成熟期（减数分裂期）　初级精母细胞进行减数分裂。经过减数第一次分裂后，产生2个染色体数目减少一半（n=23条）的次级精母细胞；每个次级精母细胞很快进行减数第二次分裂，各形成2个精细胞（n=23条）。结果，一个初级精母细胞经过两次连续的分裂，共形成4个精细胞：2个核型为23，X；2个核型为23，Y。

（4）变形期　精细胞要经过一个形态的剧烈变化，转变成能灵活游动具有受精作用的精子。

2. 卵子发生　卵子发生是在女性卵巢中进行，过程基本与精子发生相似，经历增殖、生长和成熟三个时期，但无变形期（图3-19）。

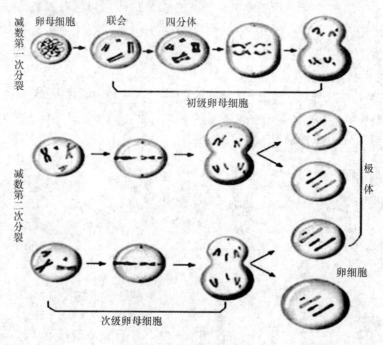

图3-19　卵子发生过程示意图

（1）增殖期　卵原细胞通过一般的有丝分裂，卵原细胞数目不断增加，其染色体数目同体细胞一样，都是2n=46条。

（2）生长期　此期历时比较长。卵原细胞经生长，体积显著增大，形成初级卵母细胞，其染色体数目仍为2n（46条）。

（3）成熟期（减数分裂期）　初级卵母细胞进行减数分裂。初级卵母细胞经过减数第一次分裂，由于胞质的不均等分配，形成一个体积较大的次级卵母细胞和一个体积较小的第一极体，染色体数目减少一半（n=23条）；经过减数第二次分裂，次级卵母细胞分裂成为一个体积较大的卵子和一个体积较小的第二极体，第一极体则形成两个第二极体。结果一个初级卵母细胞形成一个卵子和三个第二极体，核型均为23，X。极体不能继续发育而逐渐退化消失。

卵原细胞的增殖在女性胎儿发育到5个月时已完成，卵原细胞的数量达到400万~500万个。出生后卵原细胞大多退化，只有300~400个初级卵母细胞停滞在减数第一次分裂的双线期。性成熟后，从青春期开始到绝经期前，一般每月只有一个初级卵母细胞发育成次级卵母细胞，并停滞在减数第二次分裂的中期。排卵就是将次级卵母细胞和第一极体由卵巢排出。受精时，次级卵母细胞才完成减数第二次分裂，形成成熟的卵细胞，实际就是受精卵。未受精的次级卵母细胞则退化死亡。

女性的初级卵母细胞在婴儿一出生就已经形成了。伴随着年龄的增长，卵子的成熟过程在女性体内要经历不同的时间，最长的可达50年左右。女性生育越晚，卵子受到体内外各种不良因素影响的风险就越高，容易导致卵子的染色体发生异常。根据相关资料统计，由于染色体异常导致胎儿出现畸形或智力低下的概率随高龄孕妇的年龄增长而成倍地增加。

综上所述，减数分裂的过程可以用下图（图3-20）来概括：

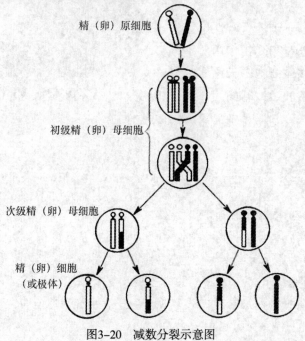

图3-20　减数分裂示意图

二、受精作用

减数分裂形成的精子和卵子，必须相互结合形成受精卵，才能发育成新个体。对配子的进一步了解，有助于理解受精作用的实质。

（一）配子中染色体组合的多样性

在减数分裂过程中，由于同源染色体彼此分离，非同源染色体随机自由组合，所产生的配子就出现了各种差异，n对染色体就有2^n种组合方式。如女性卵原细胞有46条（23对）染色体，形成卵子时23对染色体经减数分裂随机组合，可形成2^{23}（8388608）种卵子。同样男性也可形成2^{23}种精子。另外，同源非姐妹染色单体之间发生交叉互换，因此人类可形成数量庞大种类繁多的配子。

（二）受精作用

在生物体的有性生殖过程中，精子和卵子通常要融合在一起，才能发育成新个体。精子与卵子融合成为受精卵的过程，叫作受精作用。在受精作用进行时，通常是精子的头部进入卵子（图3-21），尾部留在外面。紧接着，在卵子的细胞膜外面出现一层特殊的膜，以阻止其他精子再进入。精子的头部进入卵子后不久，里面的细胞核就与卵子的细胞核相遇，使彼此的染色体会合在一起。这样，受精卵中的染色体数目又恢复到体细胞中的数目，其中有一半的染色体来自精子（父方），另一半的来自卵子（母方）。由此可见，对于进行有性生殖的生物来说，减数分裂和受精作用对于维持每种生物前后代体细胞中染色体数目的恒定，对于生物的遗传和变异，都是十分重要的。

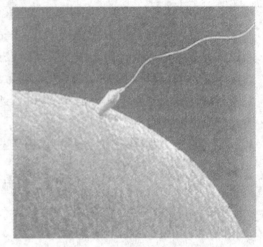

图3-21 受精过程照片

想一想

克隆羊多利的克隆过程如下：

第一步，从正常母羊体内取出未受精的卵细胞，去掉含有DNA的细胞核。

第二步，用微弱的电流使去核的卵细胞与来自另一头成年羊的乳腺细胞融合。

第三步，将融合后的细胞进行培养至胚胎发育早期。

第四步，将微小的胚胎植入代孕母羊的子宫中，孕育至出生（在277个实验样品中只有多利发育成功）。

想一想，多利会像哪只母羊？

三、基因在染色体上

人只有23对染色体，却有几万个基因，基因和染色体之间有可能有对应关系吗？

（一）基因与染色体的平行关系

美国遗传学家萨顿（W.Sutton）发现有一种蝗虫的体细胞中有24条染色体，生殖细胞中只有12条染色体。精子和卵细胞结合形成的受精卵，又具有了24条染色体。蝗虫子代体细胞中的染色体数目，与双亲的体细胞染色体数目一样。子代体细胞中的这24

条染色体，按形态结构来分，两两成对，共12对，每对染色体中的一条来自父方，另一条来自母方。萨顿由此推论出基因是由染色体携带着从亲代传递给下一代的，也就是说，基因就在染色体上，基因和染色体行为存在着明显的平行关系。

我们知道，每种生物的基因数量，都要远远多于这种生物染色体的数目。例如果蝇体细胞内有4对染色体，被人们研究过的基因数就达数百个；又如人类的体细胞中有23对染色体，携带的基因大约有2.0万~2.5万个。显然一条染色体上应该有许多个基因。分子生物学研究证明，基因是具有某种特定遗传效应的DNA片段，而真核细胞的DNA是以染色体的形式存在的，因此在减数分裂时，基因必然会伴随着染色体的行动而行动。摩尔根和他的学生们经过十多年的努力，发明了测定基因位于染色体上的相对位置的方法，并绘出了第一张果蝇各种基因在染色体上相对位置的图，说明基因在染色体上呈线性排列（图3-22）。

现代分子生物学技术能够用特定的分子，与染色体上某一个基因结合，这个分子又能被带有荧光标记的物质识别，通过荧光显示，就可以知道基因在染色体上的位置（图3-23）。

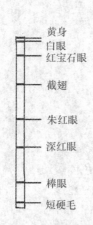

黄身
白眼
红宝石眼
截翅
朱红眼
深红眼
棒眼
短硬毛

图3-22 果蝇某一条染色体上的几个基因

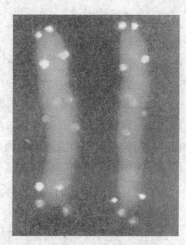

图3-23 基因定位在染色体上

单元小结

真核细胞的基本结构包括细胞膜、细胞质和细胞核。细胞核中有染色质。染色质细长，染色体粗短，它们是同一物质在细胞周期的不同时期的不同表现形式。有丝分裂是真核细胞增殖的基本形式。在此过程中，DNA复制1次，细胞分裂1次，子细胞与母细胞的遗传物质一致，保证了遗传的连续性和稳定性。减数分裂是在生殖细胞形成过程中的一种特殊的有丝分裂。在此过程中，DNA复制1次，细胞连续分裂2次，形成的细胞染色体数目减半。减数分裂是遗传规律的细胞学基础。基因位于染色体上，在细胞分裂时，伴随着染色体的行动而行动。

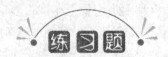

练习题

一、单项选择题

1. 细胞内的动力工厂是指（　　　）

A. 线粒体　　B. 高尔基体　C. 溶酶体　　　　D. 内质网　　　E. 核糖体

2. 细胞核内行使遗传功能的结构是（　　　）

A. 核膜　　　B. 核孔　　　C. 染色质　　　　D. 核仁　　　　E.核基质

3. 有丝分裂中DNA复制发生在（　　　）

A. 间期　　　B. 前期　　　C. 中期　　　　　D. 后期　　　　E. 末期

4. 与一般的有丝分裂相比，减数分裂过程中染色体变化最显著的特点是（　　　）

A. 染色体进行复制　　　　B. 同源染色体进行联会

C. 有纺锤体形成　　　　　D. 着丝粒分开

E. 核膜消失

5. 下列有关同源染色体的叙述，不正确的是（　　　）

A. 一条来自父方，一条来自母方的染色体

B. 由同一条染色体复制而成的两条染色体

C. 在减数分裂过程中联会的两条染色体

D. 形状和大小一般相同的两条染色体

E. 遗传信息不相同的两条染色体

6. 有丝分裂末期的正常人体细胞含（　　　）条染色体

A. 23　　　　B. 46　　　　C. 92　　　　　　D. 22　　　　　E. 45

7. 电子显微镜下细胞膜的结构是由（　　　）组成的

A. 两明一暗三层结构　　　B. 两暗一明三层结构

C. 一明一暗两层结构　　　D. 两暗两明四层结构

E. 一暗一层结构

8. 染色质的基本组成单位是（　　　）

A. 核酸　　　B. 染色体　　C. 核小体　　　　D. DNA　　　　E. 蛋白质

二、填空题

1. 在减数分裂过程中，细胞连续分裂_____次，而染色体复制_____次。_____的形成都要经过减数分裂。

2. _____和_____结合成为受精卵的过程，叫作_____。受精卵中的染色体数目等于_____和_____中染色体数目的总和。

3. 细胞质中的细胞器有_____、_____、_____、_____和_____等。

4. 人类染色体根据着丝粒的位置分为_____、_____和_____。

5. 细胞膜的化学成分主要是_____、_____和_____。

三、简答题

1. 染色质和染色体有什么关系？

2. 有丝分裂各个时期的特点及生物学意义是什么？

3. 有丝分裂与减数分裂有哪些主要的区别？

（臧蕾）

第四单元 遗传的基本规律

要点导航

1. 掌握分离定律与自由组合定律的细胞学基础及实质;
2. 熟悉连锁与互换定律的内容;
3. 熟悉及学会运用遗传学常用术语;
4. 了解遗传学三大基本规律的应用及现实意义。

生物的遗传与变异是生命的基本特征之一,性状在生物亲代与子代之间传递并非是简单的性状,而是遗传基因。基因的传递遵循三大基本定律即分离定律、自由组合定律和连锁与互换定律。前两个遗传定律是奥地利学者孟德尔通过豌豆杂交实验发现的,又称孟德尔定律;后一个定律是摩尔根和他的学生通过果蝇杂交实验发现的,又称摩尔根定律,这三大定律奠定了现代遗传学的理论基础。

第一节 基因的分离定律

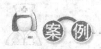 案例

想一想

我和老公的眼睛都很大,而且都是双眼皮,我生了一个儿子和一个女儿,但是奇怪的是他们兄妹俩都是单眼皮。哎!郁闷!儿子5岁了,女儿两个月,看起来是个单眼皮,怎么会是这样?

你们身边有这样的现象吗?你能理解这些现象吗?

孟德尔能够在遗传学上取得如此成就,主要原因有以下几个方面:

首先,找到了好的实验材料——豌豆。豌豆作为实验材料,具有以下几个优点:
①豌豆具有稳定的、易区分的性状。性状是指生物所具有的形态的、功能的或生理生化的特点。如花的颜色、茎的高度、人的眼皮等。而同一类性状在不同个体间的表现会有所差别,如豌豆花的颜色有红色和白色、茎的高度有高和矮、人的眼皮有单眼皮

和双眼皮。因此孟德尔将同种生物同一性状在不同个体间的不同表现称为相对性状；②豌豆是自花、闭花授粉植物，便于在实验中控制杂交，同时豌豆又易于栽种，这样就保证了实验的可靠性和方便性。

知识链接

◎ 孟德尔简介 ◎

孟德尔（G.J.Mendel，1822～1884），奥地利学者，现代遗传学奠基人，家境贫寒，21岁进入一家修道院成为一名修道士。孟德尔自幼就对植物的生长和开花非常感兴趣，他利用修道院一小块园地种植豌豆、山柳菊、玉米等多种植物进行杂交实验，经过8年的努力，于1865孟德尔发表了《植物杂交实验》一文，总结出了分离定律与自由组合定律。然而，孟德尔的成果并没引起当时人们的注意，直到1900年孟德尔的发现被其他三位生物学家在各自的实验中证实，遗传学也随之迅猛发展（图4-1）。

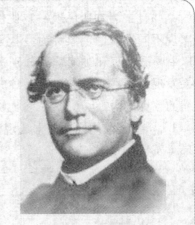

图4-1 孟德尔

其次，孟德尔设计的实验过程科学、合理：①贯穿了由简单到复杂的原则。先选择一对相对性状进行研究发现了分离定律，再进行两对或多对相对性状进行研究发现了自由组合定律；②把数学和统计学的知识运用到实验当中；③巧妙的设计了测交实验，对实验结果进行验证。

在学习分离定律之前，先来熟悉一下遗传学中常用的符号以便于学习和掌握遗传的基本定律（图4-2）。

P—亲本   X—杂交

F_1—子一代 F_2—子二代

⊗—自交   G—生殖细胞（配子）

♂—雄性个体   ♀—雌性个体

图4-2 遗传学常用符号

一、一对相对性状的豌豆杂交实验

豌豆有七对明显的相对性状，孟德尔选用纯种圆滑豌豆与纯种皱缩豌豆作为亲本（P）来进行杂交。他将用于杂交的雌雄个体称为母本或父本，杂交后所得到的种子以及由该种子长成的植株便是子一代（F_1）。孟德尔发现，无论是用圆滑豌豆还是皱缩豌豆作父本（或母本），子一代的种子全部为圆滑，没有皱缩。孟德尔把F_1中表现出来的亲本

考点提示

性状、相对性状、显性性状和隐性性状的概念。

性状称为显性性状，如圆滑；把F₁中没有表现出来的亲本性状称为隐性性状，如皱缩。孟德尔将F₁植株进行自交，即自花授粉，所结的种子以及由该种子长出的植株则称为子二代（F₂）。结果发现F₂植株中，既有圆滑的，也有皱缩的，并且二者在F₂呈现一定比例，这种在F₂中出现不同性状的现象称为性状分离。孟德尔将F₂中圆滑豌豆和皱缩豌豆分别进行了统计，结果发现，圆滑5474粒，皱缩1850粒，圆滑与皱缩的数量比为2.96∶1，二者比例接近3∶1（图4-3）。孟德尔用同样的方法观察了其他六对相对性状的杂交实验，得到了相同的结果（表4-1）。

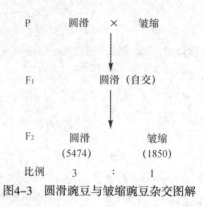

图4-3　圆滑豌豆与皱缩豌豆杂交图解

表4-1　孟德尔的豌豆七对相对性状杂交结果

性状类别	亲代相对性状		子一代性状表现	子二代性状表现及数目		比率
	显性	隐性				
子叶颜色	黄色	绿色	黄色	黄6022	绿2001	3.01∶1
花的颜色	红色	白色	红色	红705	白224	3.15∶1
豆荚形状	膨大	皱缩	膨大	膨大882	皱缩299	2.95∶1
未熟豆荚颜色	绿色	黄色	绿色	绿428	黄152	2.82∶1
花的位置	腋生	顶生	腋生	腋生651	顶生207	3.14∶1
茎的高度	高茎	矮茎	高茎	高787	矮277	2.84∶1
种子的形状	圆滑	皱缩	圆滑	圆5474	皱1850	2.96∶1

二、对分离现象的解释

根据上述实验结果，孟德尔提出了以下假设来解释分离现象：①遗传性状是由遗传因子（1909年丹麦遗传学家约翰逊将其改称为基因，后文均称基因）控制的，每种生物有许多性状，因此每种生物有许多遗传因子。②生物的一对性状由一对基因控制，分别来自父本和母本。③控制显性性状的基因称为显性基因，用大写英文字母表示；控制隐性性状的基因称为隐性基因，用小写英文字母表示。在显性基因和隐性基因同时存在的情况下，个体只表现显性基因控制的性状，隐性基因的作用不表现。④在配子形成时，成对的基因彼此分离，并各自分配到不同的配子中去，每一配子中只含有成对基因中的一个。受精时，雌、雄配子随机结合形成合子，基因又恢复了成对状态。不同的基因在个体中独立存在，互不混淆。

在遗传学中，将生物个体表现出来的性状称为表现型，用文字说明，如圆滑、皱缩。与之相关的基因组成称为基因型，用英文字母表示，如亲本圆滑豌豆的基因型为RR，亲本皱缩豌豆的基因型为rr，F₁的基因型为Rr。如果一对基因相同，这样的个体称为纯合体（纯合子），如RR和rr。反之，则称为杂合体（杂合子），如Rr。R和 r 位于同源染色体相同基因座位上，像这种位于一对同源染色体相同基因座位上，控制一对相对性状的基因称为等位基因。

考点提示

基因型、表现型、纯合体、杂合体、等位基因的概念。

按照孟德尔假说进行解释，如果R表示控制圆滑的基因，r表示控制皱缩的基因，那么，亲本圆滑豌豆的体细胞中就含有一对基因RR，亲本皱缩豌豆的体细胞中则含有一对基因rr。在形成配子时，RR要彼此分离，将来每个配子中只能含有这两个基因中的一个，所以亲本圆滑豌豆只产生一种含R的配子。同样，亲本皱缩豌豆只能产生一种含 r 的配子。雌雄配子随机结合，F₁的体细胞中又具有成对的基因Rr，由此发育形成的豌豆种子表现为圆滑。当F₁形成配子时，R和r这对基因又要彼此分离，产生R和r两种数量相同的配子，F₁自交，雌雄配子随机受精后产生三种类型的基因组合：RR、Rr、rr，三者的比例为1：2：1。由于RR和Rr均表现出圆滑，所以F₂中圆滑与皱缩的比例为3：1（图4-4）。

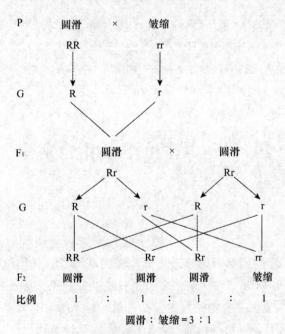

图4-4　圆滑豌豆与皱缩豌豆杂交分析图

三、对分离现象解释的验证

为了验证上述假设的正确性，孟德尔设计了一个测交试验。即用F₁杂合体和纯合隐性亲本进行杂交。按假设预测F₂圆滑和皱缩比例应为1:1（图4-5），实验结果和预期完全符合，由此证明孟德尔的假设是正确的。

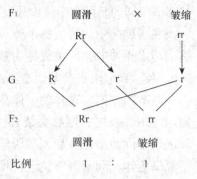

四、分离定律的实质

孟德尔根据上述豌豆杂交实验结果，总结出了分离定律：在生物体中，一对等位基因共同存在于一对同源染色体上，在形成配子时等位基因彼此分离，分别进入到不同的配子中去，也称孟德尔第一定律。本定律适用于一对同源染色体上的一对等位基因控制的一对相对性状的遗传。分离定律的实质就是等位基因的分离。由于等位基因位于同源染色体上，等位基因的分离依赖于同源染色体的分离，因此，减数分裂过程中，同源染色体的分离是分离定律的细胞学基础。

图4-5 豌豆的测交实验图解

考点提示

分离定律的细胞学基础和实质。

 知识链接

❧ 认识自身的性状 ❧

遗传与人类息息相关，人类身上有许多由一对等位基因控制的性状，有些性状可能连我们自己都没注意到，如游离耳垂与附着耳垂、能卷舌和不能卷舌、双眼皮和单眼皮、湿耳垢和干耳垢、有酒窝和无酒窝、直发和卷发、惯用右手和惯用左手等等。了解这些遗传性状可以让大家更加了解自己，也助于我们了解遗传的规律。

第二节　基因的自由组合定律

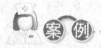 案 例

想一想

有一则流传甚广的国际笑话,说是美国现代舞的开创者伊莎多拉·邓肯（Isadora Duncan）曾写信向大剧作家萧伯纳（George Bernard Shaw）示爱："要是我能与你结为夫妻，孩子继承我美丽的容貌，继承你智慧的头脑，一定是天底下最完美的产物。"萧伯纳够幽默，对飞来的艳福婉言谢绝："你的想法再好不过，可我没那么乐观，万一孩子继承了我的容貌和你的头脑，那就糟糕了。"

你认为这种情况有可能发生吗？从这个笑话中你能得到什么启示？

孟德尔在研究了一对相对性状的遗传后，又对两对或两对以上相对性状的遗传现象进行分析研究，提出了遗传学第二定律即基因的自由组合定律，又称孟德尔第二定律。

一、两对相对性状的豌豆杂交实验

孟德尔选用纯种的黄色圆滑（简称黄圆）豌豆种子和纯种的绿色皱缩（简称绿皱）豌豆种子做亲本进行两对相对性状的杂交实验，无论哪种作母本或父本，F_1 种子全为黄色圆滑，这说明黄色对绿色，黄为显性性状，绿为隐性性状。圆滑对皱缩，圆为显性性状，皱为隐性性状。孟德尔又对 F_1 进行自交，所结的种子便是 F_2。F_2 中出现了性状分离现象，不仅出现了原来亲本类型中的黄圆和绿皱（亲

P	黄圆 × 绿皱
	↓
F_1	黄圆（自交）
	↓⊗
F_2	黄圆 黄皱 绿圆 绿皱
	(315) (101) (108) (32)
	9 ： 3 ： 3 ： 1

图4-6 黄圆豌豆与绿皱豌豆杂交图解

组合），还出现了黄皱与绿圆（重组合）两种新的组合类型。实验结果显示出不同对的相对性状之间发生了自由组合。孟德尔对实验结果进行了分析，得到四种类型的豌豆种子数量分别为：黄圆（315）、黄皱（101）、绿圆（108）、绿皱（32），它们之间的比例基本接近9：3：3：1（图4-6）。上述 F_2 实验结果，如果将每一对相对性状单独进行分析，发现仍遵循分离定律。

黄：绿＝（315＋101）：（108＋32）=416：140
=2.97：1≈3：1；

圆：皱＝（315＋108）：（101＋32）=423：133
=3.18：1≈3：1。

为什么会出现新的性状组合呢？

> **考点提示**
>
> 区分亲组合、重组合。

二、对自由组合现象的解释

孟德尔分析，豌豆子叶颜色黄和绿是一对相对性状，受一对等位基因控制，种子形状圆和皱是另一对相对性状，受另一对等位基因控制，这两对等位基因分别位于不同的同源染色体上。黄和绿分别由基因Y和y控制，圆和皱分别由基因R和r控制，由于Y和R及y和r基因位点不同并且控制的性状也不同，因此称为非等位基因。纯种黄圆亲本的基因型为YYRR，纯种绿皱亲本的基因型为yyrr，它们产生的配子分别为YR和yr。受精后，F_1 的基因型全部为YyRr，表现型全部为黄圆。F_1 在形成配子时，根据分离规律，Y与y要彼此分离，R与r也要彼此分离。与此同时，非等位基因Y与R、Y与r、y与R、y与r之间可以自由组合，这样 F_1 就可产生四种数目相等的配子，即YR、Yr、yR、yr，比例为1：1：1：1。雌雄配子随机结合，F_2 中就会出现十六种组合，九种基因型，四种表现型，分别是黄圆、黄皱、绿圆、绿皱，比例为9：3：3：1（图4-7）。

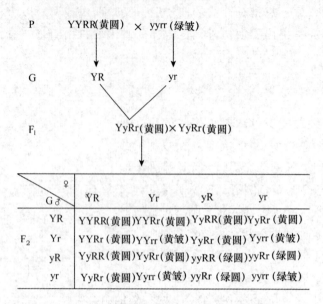

比例：黄圆：黄皱：绿圆：绿皱=9：3：3：1

图4-7　黄圆豌豆与绿皱豌豆杂交分析图解

三、对自由组合现象解释的验证

上述解释是否正确呢？孟德尔又设计了测交实验，让F₁黄圆豌豆（YyRr）与双隐性绿皱豌豆（yyrr）进行杂交。按照孟德尔的假设预测，F₁黄圆豌豆将产生四种数量相等的配子：YR、Yr、yR、yr，而纯合绿皱豌豆只产生一种配子yr，随机受精后，测交后代应产生四种表现型：黄圆（YyRr）、黄皱（Yyrr）、绿圆（yyRr）、绿皱（yyrr），并且比例为1：1：1：1。测交实验的结果与预期完全相符，完全证实了自由组合假设的正确性。

四、自由组合定律的实质

孟德尔在他所研究的豌豆七对相对性状中，任取两对相对性状进行杂交实验，结果均相同。孟德尔由此总结出自由组合定律：如果两对或两对以上的等位基因分别位于不同的同源染色体上，那么在形成配子时，等位基因彼此分离，非等位基因则自由组合，分别进入到不同的配子中去。

自由组合定律的实质就是在减数分裂形成配子时非等位基因的自由组合。在配子形成的减数分裂过程中，非同源染色体自由组合进入到不同的配子中是自由组合定律的细胞学基础。自由组合定律适用于两对或两对以上的等位基因的遗传，并且它们分别位于不同的同源染色体上。

考点提示

自由组合定律的细胞学基础和实质。

✿ 生物种类多样性的奥秘 ✿

自然界中的生物种类是多种多样的，为什么没有完全相同的两个个体？例如人的指纹，在全世界就没有两个指纹完全相同的人。生物变异的原因之一就是在有性生殖中，基因的重新组合，产生了多种多样的后代。

第三节　基因的连锁与互换定律

想一想

孟德尔在做豌豆杂交实验时发现：选取开红花，结灰色种皮种子，叶腋上有黑斑的豌豆和开白花，结淡色种皮种子，叶腋上无黑斑的豌豆作亲本进行杂交，无论谁作母本，这三种性状总是连在一起仿佛是一个遗传单位，三对相对性状未进行自由组合。当时孟德尔对此未做出确切解释，你能对此现象做出解释吗？有人说这是"一因多能"现象，你觉得这种说法对吗？

 知识链接

✿ 摩尔根简介 ✿

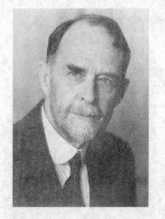

摩尔根（T.H.Morgan）是美国生物学家，遗传学家和胚胎学家。他和他的学生以果蝇为实验材料于1910年发现连锁与互换定律。摩尔根和他的学生还推算出了各种基因在染色体上的位置，并画出了果蝇的4对染色体上的基因所排列的位置图，基因学说从此诞生了，男女性别之谜也终于被揭开了。从此遗传学结束了空想时代，重大发现接踵而至，并成为20世纪最为活跃的研究领域。为此，摩尔根荣获了1933年诺贝尔生理学或医学奖。他是霍普金斯大学、也是美国的第一位诺贝尔生理学或医学奖得主；也是第二位因遗传学研究成果而荣获诺贝尔奖的科学家。

图4-8　摩尔根

一、完全连锁遗传

果蝇作为实验材料的优点：性状明显，易于区别，体型小，生活力强，生活周期短。野生果蝇为灰身长翅，摩尔根等人在实验室培养过程中又发现了一只黑身残翅的

突变型果蝇。摩尔根选择纯种灰身长翅果蝇与纯种黑身残翅果蝇进行杂交实验，发现
F₁全部为灰身长翅，这表明灰身（B）对黑身（b）是显性，长翅（V）对残翅（v）是
显性。由此可知灰身长翅纯合体果蝇的基因型为BBVV，黑身残翅纯合体果蝇的基因型
为bbvv。摩尔根选择F₁雄性果蝇（BbVv）与黑身残翅（bbvv）雌性果蝇进行测交。按
照自由组合定律，F₁雄性果蝇应产生四种数目相等的精子——BV、Bv、bV、bv。黑身
残翅的雌果蝇只能产生一种含有bv的卵子。测交后代应出现灰身长翅、灰身残翅、黑
身长翅和黑身残翅四种表型的果蝇，而且比例应为1∶1∶1∶1。但是实际上测交后代
只有两种类型，即灰身长翅和黑身残翅，且两者的比例为1∶1（图4-9）。这是自由组
合定律无法解释的。

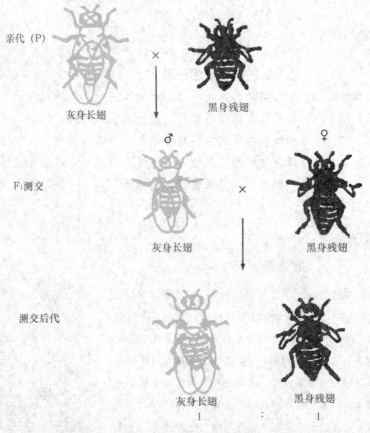

亲代（P）　　　　灰身长翅　　　　黑身残翅

F₁测交　　　　灰身长翅　　　　黑身残翅

测交后代　　　　灰身长翅　　　黑身残翅
　　　　　　　　　1　　：　　1

图4-9　果蝇的完全连锁遗传

　　　如何解释这一现象呢？摩尔根分析得知，灰身B、长翅V和黑身b、残翅v这两对等
位基因是位于同一对同源染色体上。即B和V位于一条染色体上，b和v则位于同源的另
一条染色体上。所以，F₁雄性果蝇在形成雄配子时，BV和bv只能各自一起随所在的染
色体传递而不能发生非等位基因间的自由组合。因此，F₁雄性果蝇只能产生BV和bv两
种等量的雄配子，与雌配子（bv）结合后，测交后代便只产生灰身长翅（BbVv）和黑
身残翅（bbvv）两种类型的果蝇，且两者比例为1∶1（图4-10），这种现象称为完全
连锁遗传。

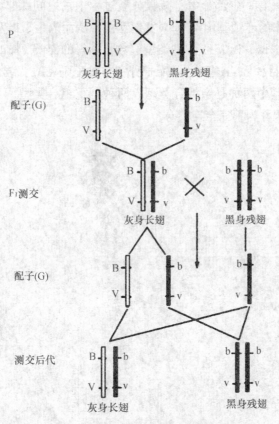

图4-10　果蝇完全连锁遗传图解

摩尔根总结得出：当两对或两对以上不同的基因位于一对同源染色体上时它们并不自由组合，而是联合在一起，作为一个整体向后代传递，这种现象称为连锁（连锁定律）。符合完全连锁遗传的杂合体，测交后代只有两种亲组合类型，且比例为1：1。

在生物界，完全连锁遗传的现象并不多见，目前只发现在雄果蝇和雌家蚕中存在这种现象，其他绝大多数生物普遍存在的是不完全连锁遗传。

考点提示

连锁定律的内容。

二、不完全连锁遗传

摩尔根又将F_1灰身长翅雌性果蝇和黑身残翅雄性果蝇进行测交，F_2出现了四种表现型的果蝇：灰身长翅、黑身残翅、灰身残翅、黑身长翅，与自由组合定律的测交结果一样。但它们之间的比例却是灰身长翅和黑身残翅两种亲组合类型各占41.5%，而灰身残翅和黑身长翅两种重组合类型则各占8.5%，不符合自由组合定律中的1：1：1：1比例（图4-11）。如何理解上述实验结果呢？

摩尔根认为，基因的连锁关系不是绝对的，有时也可以发生改变。F_1灰身长翅雌果蝇在形成配子的减数分裂过程中，大部分配子中的基因B和V、b和v之间仍然保持着原有的连锁关系，只有一少部分由于减数分裂过程中发生同源非姐妹染色单体之间的片段交换，而使原来的连锁基因BV和bv发生互换，从而产生了Bv和bV两种基因重组类型。最终形成了BV、bv、Bv、bV四种类型但数目不等的配子（图4-12），其中BV、bv数目多，Bv、bV数目少。当这四种雌配子分别与雄配子（bv）结合后，测交后代就会产生四种表现型，其中两种是亲组合类型，两种是重组合类型，且亲组合类型多于重组合类型，这种现象称为不完全连锁。

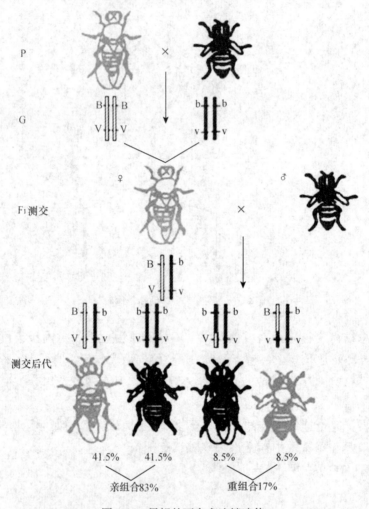

图4-11　果蝇的不完全连锁遗传

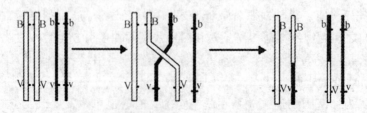

图4-12　同源非姐妹染色单体间交换图解

根据上述实验结果，摩尔根总结得出：在减数分裂过程中，同源非姐妹染色单体之间可以发生局部交换，使原来的连锁基因发生改变，构成新的基因连锁关系，这种现象称为不完全连锁遗传（互换定律）。

连锁与互换定律的细胞学基础是减数分裂时同源染色体联会后同源非姐妹染色单体之间是否发生交换。互换定律的实质是同源非姐妹染色单体之间交换片段而使某些等位基因的位置相互对调。

考点提示

互换定律的内容、连锁与互换定律的细胞学基础及实质。

三、连锁与互换定律在实践中的应用

连锁与互换是生物界的普遍现象，也是造成生物多样性的重要原因之一，在现实生活中具有重要的意义。

首先，在动植物育种工作和医学实践中都具有重要的应用价值。在育种工作中，人们根据育种目标选配杂交亲本时，必须考虑基因之间的连锁关系，采取措施打破基因连锁，促成基因交换，让人们所需要的基因重组在一起，从而培育出优良品种来。例如有两个大麦品种，一个是矮秆抗倒伏但不抗锈病的品种，另一个是高秆易倒伏但抗锈病的品种。每一个品种中控制这两个性状的基因都位于同一条染色体上。经过杂交，F_2会出现四种类型的后代，其中由于基因交换而出现的矮秆抗倒伏同时又抗锈病的类型就是符合需要的类型，经过进一步培育和大量繁殖就可以成为良种，其他不符合需要的类型应该淘汰。由此可见，通过基因交换产生的新类型能够为育种工作提供原始材料。在医学实践中，人们可以利用基因的连锁与交换定律，来推测某种遗传病在胎儿中发生的可能性，预防患儿的出生。

其次连锁与互换定律为基因定位提供了理论基础。遗传学上，将位于同一对同源染色体上的若干对彼此间相互连锁的基因称为一个连锁群。同一连锁群内的基因可以发生互换而重组，一般而言，两对等位基因相距越远，发生交换的机会越大，即交换概率越高；反之，相距越近，交换概率越低。一般用重组率来表示，即杂交子代重组合类型数占全部子代总数的百分率。

重组率（%）=重组合类型数/（重组合类型数+亲组合类型数）×100%

因此，重组率可用来反映同一染色体上两个基因之间的相对距离。以基因重组率为1%时两个基因间的距离记作1厘摩（cM）。

单元小结

生物界遗传学三大定律包括分离定律、自由组合定律及连锁与互换定律，三大定律解释的现象各不相同但又相互关联。分离定律是揭示一对同源染色体上的一对等位基因控制一对相对性状的传递规律，在形成配子时，等位基因彼此分离。自由组合定律是揭示两对或两对以上的等位基因且分别位于两对或两对以上的同源染色体上的传递规律，在配子形成的减数分裂过程中，非等位基因伴随着非同源染色体的自由组合而组合，并一同进入同一配子中。连锁与互换定律是揭示两对或两对以上等位基因位于同一对同源染色体上的传递规律，在配子形成过程中，位于同一条染色体上的非等位基因，往往会作为一个整体伴随着染色体进入同一个配子中，此为完全连锁遗传。如果同源非姐妹染色单体之间发生片段交换，其上的基因就会伴随着非姐妹染色单体间的片段交换而交换，染色体上的基因将会发生重新组合，从而产生数量较少的重组类型的配子，此为不完全连锁遗传。

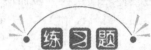

一、单项选择题

1. 人类的毛发有直发和卷发之分，已知直发受显性基因（H）控制，卷发受隐性基因（h）控制。一个直发男性同一个卷发女性结婚，第一个孩子是卷发。则该男性的基因型为（　　　）

A. HH　　　B. Hh　　　　　C. hh　　　　　D. HHhh　　　　　E. HhHh

2. 在完全显性的条件下，基因型为 AABB、aaBB、AaBB、aabb、AABb、AaBb、aaBb、Aabb 的生物共有表现型（　　　）

A. 2种　　　B. 4种　　　　C. 6种　　　　　D. 7种　　　　　E. 8种

3. 基因型 AaBb 与基因型 aaBb 个体杂交，F$_1$ 的表型之比为（　　　）

A. 9：3：3：1　　　　　　　　　B. 1：1：1：1

C. 3：1　　　　　　　　　　　D. 3：3：1：1

E. 1：2：1

4. 下列属于相对性状的是（　　　）

A. 豌豆的高茎和豌豆种皮的灰色

B. 人的身高和体重

C. 人的头发的颜色和头发生长的快慢

D. 果蝇的长翅和残翅

E. 果蝇的长翅和灰身

5. 基因型分别为 AaBbcc、AABbCC 的小麦进行杂交，若按自由组合规律遗传，子一代中基因型为 AabbCc 的个体占总数的比例为（　　　）

A. 1/4　　　B. 1/8　　　　C. 1/16　　　　D. 1/32　　　　　E. 1/64

6. 在豚鼠中，粗毛基因（R）对光毛基因（r）是显性，黑色基因（C）对白色基因（c）是显性，并且这两对基因分别位于不同的同源染色体上。表现型为粗毛黑色的豚鼠与表现型为粗毛白色的豚鼠交配，子一代除出现了亲代类型粗毛黑色和粗毛白色的豚鼠外，还出现了光毛黑色和光毛白色的豚鼠。则亲代豚鼠的基因型是（　　　）

A. RRCC和RRcc　　　　　　B. RRCC和Rrcc

C. RRCc和Rrcc　　　　　　D. RrCc和Rrcc

E. RrCc和RRcc

7. 在 F_1 杂合子雄性果蝇的测交实验中，测交后代个体性状完全是亲本组合的现象称为（　　）

A. 显性遗传　　　　　　　　　　B. 隐性遗传

C. 不完全连锁遗传　　　　　　　D. 完全连锁遗传

E. 自由组合

8. 3对等位基因Aa、Bb、Cc分别位于3对不同的同源染色体上，可产生几种类型的配子（　　）

A. 4种　　　　　　　B. 8种　　　　　　　　　　C. 12种

D. 16种　　　　　　E. 10种

9. 假设3对等位基因Aa、Bb、Cc中，Aa、Bb位于一对同源染色体上，Cc位于另一对同源染色体上，基因型为AaBbCc的个体，在完全连锁的情况下，能产生几种配子（　　）

A. 2　　　　　　　　B. 4　　　　　　　　　　C. 6

D. 8　　　　　　　　E. 16

二、填空题

1. 分离定律的发现者是_____，应用的实验材料是_____；连锁与互换定律的发现者是_____，应用的实验材料是_____。

2. 分离定律的实质是_____，细胞学基础是_____；自由组合定律的实质是_____，细胞学基础是_____。

3. 纯种黄色圆滑亲本（YYRR）与纯种绿色皱缩亲本（yyrr）杂交，F_1 的基因型是_____，表现型是_____；F_1 自交后，F_2 的基因型有_____种，表现型有_____种，且比例为_____。

三、简答题

试比较分离定律和自由组合定律的不同点。

（元俊鹏）

人类遗传性疾病

1. 掌握遗传病的概念、特征及其分类;

2. 掌握单基因病的种类、遗传方式及系谱特点;

3. 掌握染色体病、染色体数目异常、染色体结构畸变等概念;

4. 掌握染色体数目异常所致常见疾病的名称、核型并分析其原因;

5. 熟悉系谱和单基因遗传的概念、熟悉多基因遗传病的概念和特点;

6. 了解染色体结构畸变所致常见疾病的名称、核型,比较其区别点;

7. 了解共显性遗传、不规则显性遗传、延迟显性遗传的概念及特点;

8. 能进行遗传病系谱绘制和系谱分析。

随着科学的发展以及研究手段的进步,人们发现的遗传病病种日趋增多,对遗传病的认识也不断深入。现代医学研究表明,几乎所有的人类疾病都直接或间接地与基因有关,在这个意义上都可视为广义的"基因病"或"遗传病"。因此医务工作者必须加强对遗传病的认识,努力控制其发生,尽可能降低其对人类的危害,真正提高人口素质。

第一节 遗传病概述

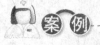

想一想

患者,男,33岁,在2年前发现有血糖偏高的现象,患者的爷爷是糖尿病2型患者。父亲是糖尿病2型患者。该男性得病后服过一个月左右的药,后又明显好转。从去年开始血糖又高,期间没有服任何药。

1. 此病是否为遗传性的糖尿病? 2. 患者的子女会否患同样的疾病?

一、遗传病的概念及其特征

（一）遗传病的概念

遗传性疾病即遗传病，是指由于细胞内遗传物质发生改变而引起的疾病。遗传物质的改变主要包括基因突变和染色体异常。

（二）遗传病的特征

遗传病通常具有垂直性、先天性、终身性、家族性和延迟性等特征。

1. 垂直性　遗传病的垂直性指遗传病从亲代向子代传递的现象，但并不是所有的遗传病在家系中都可以看到这一现象，因为隐性遗传病的致病基因虽然是垂直传递，但是携带者表型正常，看不到垂直传递现象；有些遗传病特别是染色体病的患者，由于在生育年龄以前就死亡或者不育，也观察不到垂直传递现象。

2. 先天性　遗传病的先天性是指精子、卵子或受精卵的遗传物质异常使胎儿出生前就已形成疾病。遗传病大多数"与生俱来"，但并非全部。遗传学上只把存在于精子、卵子和受精卵中的因素看作"先天性"因素。只把由遗传物质的缺陷所引起的疾病称之为"先天性疾病"，这个意义上的"先天性"，是大多数遗传病的一大特征。

3. 家族性　遗传病的家族性是指某种病在患者家族中的发病率比群体中的平均发病率高。"家族性"是大多数遗传病的另一特征。例如，视网膜母细胞瘤、家族性结肠息肉和遗传性甲状腺肿等遗传病都表现为家族性。但是，同一家族中由于生活条件相似等因素所引起的出现几个甚至多个同种疾病的患者，未必能说明该病具有遗传性。例如，结核和肝炎有可能累及数名家族成员，但这是传染病而不是遗传病，发病者是受到同种有害环境因素的伤害所致。

4.终生性　遗传性疾病的"终生性"指它至今还无法根治，基本上"一病定终身"。由于遗传病的根本病因在于遗传物质的缺陷，而至今尚无纠正有缺陷的致病基因或染色体的有效办法。但随着"遗传工程"技术的发展，根治遗传病不再是可望而不可及的幻想，不久将来它将变为现实。

5. 延迟性　遗传病的延迟性是指遗传病不一定出生时就表现出疾病的症状，有的是在出生后漫长的生命过程中逐步表现出来的，因此不表现出先天性。例如甲型血友病一般在儿童期才发病；遗传性慢性进行性舞蹈病、成年型多囊肾多在中年后才发病；痛风是多基因遗传病，大多在35~50岁发病。

二、遗传病的分类

人类遗传病的种类繁多。根据引起遗传病的原因，现代医学遗传学将遗传病划分为5类：单基因病、多基因病、染色体病、体细胞遗传病和线粒体遗传病。

（一）单基因病

单基因病由单基因突变引起。这种突变可发生于两条染色体中的一条，根据基因所在的染色体不同以及控制疾病基因的显性和隐性区别，又可以分为常染色体显性遗传病、常染色体隐性遗传病、X连锁显性遗传病、X连锁隐性遗传病、Y连锁遗传病。

（二）多基因病

由多对基因控制，呈家族聚集趋势，但没有单基因性状遗传中所见到的系谱特征的一类疾病，如先天畸形及若干人类常见病（唇裂、无脑儿、原发性高血压、青少年型糖尿病、哮喘、精神分裂症等）。环境因素在这类疾病的发生中起不同程度的作用。

（三）染色体病

染色体病是因染色体结构畸变或数目异常而引起的一类疾病。这类疾病一般涉及较多基因结构或数量的异常，其对个体的危害往往大于单基因病和多基因病，因此又称为染色体异常综合征。迄今已确定的染色体病超过100种，其中最常见的染色体病为Down综合征。

（四）线粒体遗传病

线粒体遗传病是因线粒体基因突变引起的遗传病、线粒体是除细胞核之外唯一含有DNA的细胞器，具有自己的蛋白质翻译系统和遗传密码。由于受精卵中的细胞质主要来源于卵细胞，因而线粒体遗传病取决于母本，表现为"母病子女全病"的特点。常见病例有神经肌肉衰弱、Leber遗传性视神经病等。

（五）体细胞遗传病

体细胞遗传病是由于体细胞中遗传物质改变所致的疾病。肿瘤起源于体细胞遗传物质的突变，尽管这种突变不会传给后代，但是可以在体内随着细胞的分裂而不断传给新产生的子代细胞，所以肿瘤可称为体细胞遗传病。有的先天畸形是在发育过程中某些体细胞的遗传物质改变引起的，所以这些先天畸形也属于体细胞遗传病，如孕期感染风疹病毒导致的先天性心脏病。

考点提示

遗传病的概念、特点和分类。

第二节　单基因遗传病

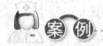

想一想

某女，3岁，来自北京 ，健康咨询描述：3个月大，右手拇指多出一指，与拇指连接处有骨头，导致拇指弯曲生长，出生就带有，无治疗经历。

1. 该病是不是遗传病？　　2. 该病会不会遗传给下一代？

单基因遗传是指由一对等位基因控制的性状遗传，由于这种遗传受孟德尔定律制约，所以也称为孟德尔式遗传。单基因遗传病是指由于单基因突变而引起的疾病。单基因遗传病通常呈现特征性的家系传递格局，根据致病基因的性质（显性或隐性）及其所在染色体（常染色体或性染色体）可将单基因遗传病的遗传方式分为常染色体显性遗传、常染色体隐性遗传、X连锁显性遗传、X连锁隐性遗传、Y连锁遗传。

系谱分析法是临床诊断过程中判断单基因遗传病遗传方式最常用的方法之一。所谓系谱是指从先证者（家族中第一个被确诊为患某种遗传病的人）入手，详细调查其家庭成员的发病情况后，按一定方式用规定的符号将调查结果绘制成患者与家族各成员相互关系的图解。一个完整的系谱不仅要包括家族中患有某种疾病（或具有某种性状）的个体，也应包括家族中的正常成员。

根据系谱，可以对家系进行回顾性分析，以便确定所发现的某一疾病或性状在该家族中是否有遗传因素的作用及其可能的遗传方式，还可以通过系谱对某一遗传病家系进行前瞻性咨询，评估家庭成员的再发风险。绘制系谱时要用国际上通用的格式和符号（图5-1）。

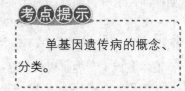

考点提示

单基因遗传病的概念、分类。

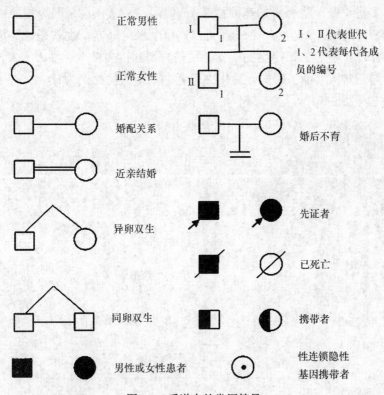

图5-1 系谱中的常用符号

一、常染色体显性遗传

常染色体显性遗传（AD）指某一性状或遗传病由常染色体上的显性基因所控制的遗传方式。位于常染色体上的显性基因控制的疾病称为常染色体显性遗传病。临床较为常见的如并指（趾）、斑秃、家族性多发性结肠息肉、软骨发育不全症、慢性进行性舞蹈病、多囊肾（成年型）、视网膜母细胞瘤、多指（趾）症等。

在常染色体显性遗传中，假定用A表示显性致病基因，a表示相对应的隐性正常基因，则基因型AA和Aa的个体患病，基因型aa的个体正常。但由于内外环境因素的复杂影响，杂合体可能出现不同的表现形式，因此常染色体显性遗传可分为如下几种不同的遗传方式。

（一）完全显性遗传

在常染色体显性遗传中，杂合体（Aa）的表现型与显性纯合体（AA）的表现型完全相同，这种情况称为完全显性遗传。

多指（趾）症可作为常染色体完全显性遗传病的实例。本病为较常见的手（足）部畸形，男性发病多于女性。多指分为桡侧多指（轴前多指）、中央多指及尺侧多指（轴后多指）三类，以尺侧多指最为多见（图5-2）。

如用A表示决定多指（趾）症的显性基因，a表示正常的等位隐性基因，多指（趾）症的基因型有两种，纯合体（AA）和杂合体（Aa），他们在临床表现上无区别。大多数多指（趾）症患者的基因型是Aa，而不是AA，这是因为按照孟德尔分离定律，基因型中的两个A必然一个来自父方，一个来自母方，也就是说父母都是多指（趾）症患者时，才能生出AA型的子女，而这种婚配机会极少。临床上大都是杂合体（Aa）患者与正常人（aa）婚配，后代中患者与正常人的比例为1：1，即子女中将有1/2的概率发病（图5-3）。

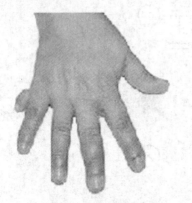

图5-2 多指症患者

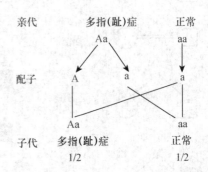

图5-3 多指（趾）症患者与正常人婚配图解

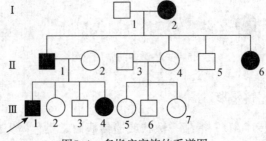

图5-4 多指症家族的系谱图

图5-4是一多指症家族的系谱，此系谱基本反映了常染色体显性遗传的特点，现归纳如下：

1. 系谱中每代均有患者，即连续传递。

2. 患者双亲中往往有一个是患者，而且常为杂合体。

3. 患者同胞中，约有1/2的概率患病，由于致病基因在常染色体上，疾病的遗传与性别无关，故男女患病机会均等。

4. 患者子女中，约有1/2的个体患病，也可以说，每个子女都有1/2的发病风险。

5. 双亲无病，子女一般不发病，只有在基因突变的情况下，才能看到双亲无病子女患病的个别病例。

（二）不完全显性遗传

在常染色体显性遗传中，如果杂合体（Aa）的表现型是介于显性纯合体（AA）和隐性纯合体（aa）表现型之间，这种遗传方式称为不完全显性遗传，又称为半显性遗传。

由于杂合体（Aa）中的显性基因A和隐性基因a的作用都得到一定程度的表达，所以在不完全显性遗传病中，杂合体Aa常为轻型患者，纯合体AA为重型患者。两个杂合体（Aa）患者婚配后，后代中显性纯合体患者、杂合体患者、正常人的比例为1：2：1，即子女中将有1/4的概率为显性纯合体患者（AA），1/2的概率为杂合体患者（Aa），1/4的概率为正常人（aa）（图5-5）。

软骨发育不全症可作为不完全显性遗传的实例。显性纯合体（AA）患者病情严重，多死于胎儿期或新生儿期。临床上见到的软骨发育不全症患者多为杂合体（Aa）患者，患者出生时即有体态异常：四肢短粗，下肢内弯，腰椎明显前突，臀部后突，手足短厚，各指齐平，具特殊面容（头大，前额突出，鼻梁塌陷，下颚突出），身高在1.3m左右（图5-6）。隐性纯合体（aa）为健康人。

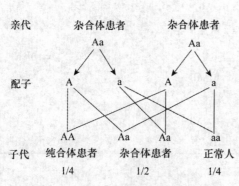

图5-5 软骨发育不全症杂合子婚配图解

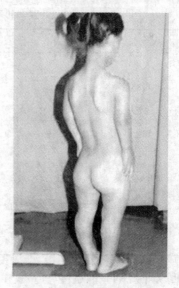

图5-6 软骨发育不全患者

（三）共显性遗传

在常染色体显性遗传中，如果一对等位基因之间没有显性和隐性的区别，在杂合状态下，两种基因的作用同时完全表达出来，各自独立地产生基因产物，则这种遗传方式称为共显性遗传。

人类ABO血型中的AB型的遗传可作为共显性遗传的实例。ABO血型决定于一组复等位基因，所谓复等位基因是指同源染色体的某一特定位点上在群体中有三种或三种以上的等位基因，但每个个体只具有其中的任意两个基因。决定ABO血型的复等位基因是I^A、I^{B}和i，这三种基因位于9号染色体长臂的同一位点，互为等位基因。I^{A}决定红细胞表面有A抗原，I^{B}决定红细胞表面有B抗原，i只决定H物质的产生。I^A、I^{B}对i为显性，而I^{A}与I^{B}没有显性和隐性的区别，表现为共显性。这样ABO血型系统的遗传方式就包括常染色体完全显性遗传和共显性遗传两种情况，I^A、I^{B}和i这组复等位基因就可形成6种基因型和4种表现型（表5-1）。

表5-1　ABO血型的特点

血型（表现型）	红细胞抗原	基因型
A	A	I^A I^A；I^A i
B	B	I^B I^B；I^B i
A B	A B	I^A I^B
O	O	i i

ABO血型的检测是法医学中进行亲子鉴定的常用手段之一。根据孟德尔分离定律的原理，已知双亲血型，就可以推测子女中可能出现的血型和不可能出现的血型，反之亦然（表5-2）。

表5-2　双亲和子女之间ABO血型的遗传关系

双亲血型	子女中可能出现的血型	子女中不可能出现的血型
A × A	A，O	B，AB
A × O	A，O	B，AB
A × B	A，B，AB，O	-
A × AB	A，B，AB	O
B × B	B，O	A，AB
B × AB	A，B，AB	O
AB × O	A，B	AB，O
AB × AB	A，B，AB	O
O × O	O	A，B，AB

（四）不规则显性遗传

不规则显性遗传又称为外显不全，是指在具有某一显性基因的杂合体中，由于受环境或遗传因素的影响，个体没有表现出相应的症状，导致显性遗传出现不规则的现象。不规则显性产生的原因，目前还不十

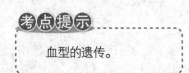

考点提示

血型的遗传。

分清楚，由于不同个体所具有的不同遗传背景和内外环境对基因表达所产生的影响，可能是引起不规则显性的主要原因。未外显的杂合体尽管表型正常，但由于携带有致病基因，可以生出该病患儿，因此系谱中可以出现隔代遗传现象。如多囊肾、视网膜母细胞瘤就有外显不全现象（图5-7）。

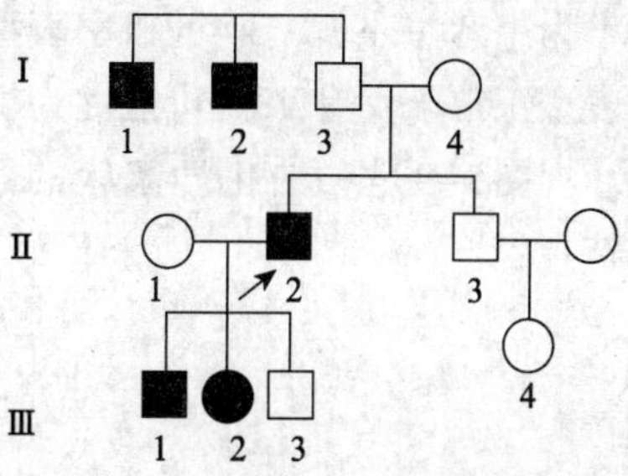

图5-7 一个多囊肾家族的系谱

（五）延迟显性遗传

在常染色体显性遗传中，某些带有显性致病基因的杂合体，并非出生后即表现出相应症状，而是发育到一定的年龄阶段才发病，这种遗传现象称为延迟显性遗传。较为常见的如慢性进行性舞蹈病、脊髓小脑共济失调Ⅰ型和家族性多发性结肠息肉等。

慢性进行性舞蹈病可作为延迟显性遗传的实例。杂合体（Aa）在20岁时只有少数发病，多在40岁以后发病，随着年龄增大发病率逐渐增高，到60岁时发病率可达94%。患者以舞蹈样动作（眨眼、手抖、腿颤）为首发症状，并可合并肌强直。病情加重时，可出现精神症状，如抑郁症，并有智能减退，最终成为痴呆。在这里，年龄对发病是一个重要的影响因素。

考点提示

常染色体显性遗传的概念、类型及各自的代表疾病和系谱特点。

二、常染色体隐性遗传

（一）常染色体隐性遗传病的系谱特点

常染色体隐性遗传（AR）指某一性状或遗传病由常染色体上的隐性基因所控制的遗传方式。位于常染色体上的隐性基因控制的疾病称为常染色体隐性遗传病。临床较为常见的如白化病、高度近视、先天性聋哑（AR型）、苯丙酮尿症、尿黑酸尿症、半乳糖血症、肝豆状核变性、镰形红细胞贫血症等。

在常染色体隐性遗传病中，用显性基因A表示正常基因，隐性基因a表示致病基因，AA为正常人，aa为患者，当个体处于杂合状态时，由于有显性基因（A）的存在，致病基因（a）的作用不能表现，所以杂合体（Aa）不发病，这种在常染色体隐性遗传中表型正常但带有隐性致病基因的个体称为携带者。

白化病可作为常染色体隐性遗传病的实例。此病是由于患者体内缺乏黑色素导致白化症状：毛发白色或淡黄色，虹膜及瞳孔浅红色，畏光。患者父母双方都为杂合体（Aa）时，虽然本人不发病，但均为致病基因携带者。两个携带者婚配，后代中正常人与患者的比例为3：1，即子女中将有1/4的概

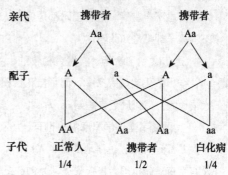

图5-8 白化病携带者婚配图解

率为患者（aa），3/4的概率表型正常。表型正常的子女中约有2/3为携带者，即每一个表型正常子女有2/3的可能性为携带者（图5-8）。

图5-9是一白化病家族的系谱，通过此系谱可归纳出常染色体隐性遗传的系谱特点：

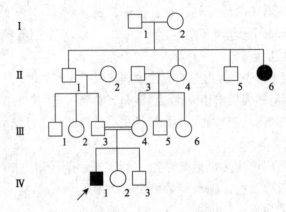

图5-9　白化病家族的系谱

1. 不连续传递，即所谓的隔代遗传现象。常为散发，有的系谱中只见先证者。
2. 患者双亲无病，但都是携带者。
3. 患者同胞中，约有1/4的概率患病，男女患病机会均等。患者大部分出现在同胞之间，患者子女往往正常。
4. 近亲婚配的子女比非近亲婚配子女发病风险高，这是由于他们从共同的祖先同时得到相同致病基因的概率较大。

考点提示

常染色体隐性遗传的概念，代表疾病及系谱特点。

 知识链接

❧ 近亲结婚的悲剧 ❧

达尔文是19世纪伟大的生物学家，也是进化论的奠基人。1839年1月，30岁的达尔文与他舅舅的女儿爱玛结婚。他们的6个孩子中竟有3人中途夭亡，其余3人又终身不育。这件事情让达尔文百思不得其解，他与爱玛都是健康人，生理上没有什么缺陷，精神也非常正常，为什么生下的孩子却都是如此呢？

达尔文到了晚年，在研究植物的生物进化过程时发现，异花授粉的个体比自花授粉的个体，结出的果实又大又多，而且自花授粉的个体非常容易被大自然淘汰。这时，达尔文才恍然大悟：大自然讨厌近亲婚姻。

美国著名遗传学家摩尔根也有一场不该出现的婚姻悲剧。他与表妹玛丽结婚后，生出的两个女儿都是痴呆，过早地离开了人世；他们唯一的儿子也有明显的智力残疾。之后夫妇俩再也没有生育。摩尔根大声疾呼："为创造更聪明、更强健的人种，无论如何也不要近亲婚配。"

（二）近亲婚配的危害

1. 近亲婚配的概念　血缘关系很近的人彼此间进行婚配称为近亲婚配。在这种婚配情况下，由于夫妇双方都可能携带共同祖先的同一基因，而又可能将此同一基因传给他们的子女。这样，同一基因纯合概率会增加，所以近亲结婚可导致常染色体隐性遗传病在后代中发病率增高的有害后果。我国婚姻法明确规定："直系血亲和三代以内的旁系血亲禁止结婚"。

2. 近亲婚配的危害　近亲婚配的危害主要表现为出生隐性遗传病患者的概率增高。通常用亲缘系数表示亲缘关系的远近，亲缘系数是指不同个体之间具有相同基因的概率。父母和子女之间以及同胞之间，任何一个基因相同的概率为1/2，称为一级亲属，其亲缘系数为0.5。以此推算，一个人和他的叔伯、姑、舅、姨、祖父母和外祖父母之间，基因相同的概率为1/4，称为二级亲属，其亲缘系数为0.25。表兄妹或堂兄妹之间基因相同的概率为1/8，称为三级亲属，其亲缘系数为0.125。

一般说来，隐性致病基因在人群中的频率是很低的，约在0.01～0.001。如果致病基因a的频率是0.01，携带者的频率则为0.02。如果是随机婚配，两个人均为携带者的可能性为0.02×0.02=0.0004，随机婚配子女患病风险为0.02×0.02×0.25=0.0001。然而，如果是表兄妹婚配，1个人是携带者的可能性为0.02。如果他是携带者，他表妹的基因则有1/8的可能与他相同，即他表妹是携带者的可能性为1/8。这样表亲婚配子女患病风险将为0.02×0.125×0.25=0.000625。对比之下，表亲婚配比随机婚配后代患病风险要高6.25倍。

同样，如果致病基因a的频率为0.001，对比之下，表亲婚配比随机婚配后代患病风险要高62.5倍。因此，一种AR病愈是少见，近亲婚配的相对风险就愈高。

> **考点提示**
>
> 近亲婚配的发病风险。

三、X连锁显性遗传

人类某些性状或疾病，在男女个体中出现的概率不同，或男高女低，或女高男低，与性别有密切联系。这种由性染色体上的基因所控制的遗传现象称为性连锁遗传。根据人类性染色体的类型不同，以及性染色体上基因性质的不同，可将性连锁遗传分为X连锁显性遗传、X连锁隐性遗传和Y连锁遗传。

如果控制某种性状或遗传病的基因位于X染色体上，其性质是显性的，这种遗传方式称为X连锁显性遗传（XD）。位于X染色体上的显性基因控制的疾病称为X连锁显性遗传病。临床上较为常见的如遗传性肾炎、抗维生素D性佝偻病、色素失调症和先天性眼球震颤等。

在X连锁显性遗传病中，假定突变的致病基因为X^A，则女性患者的基因型为X^AX^A、X^AX^a，正常女性的基因型为X^aX^a。则男性患者的基因型为X^AY，正常男性的基因型为X^aY。由于女性有2条X染色体，只要其中任何一条带有致病基因就会发病，故人群中女性患者多于男性患者，约是男性患者的2倍。另外，由于群体中致病基因的频率很低，故临床上很少见到纯合体（X^AX^A）女性患者，女性患者的基因型绝大多数是杂合体（X^AX^a）。杂合体女性患者病情一般较轻，可能是正常等位基因起到功能补偿作用。

抗维生素D性佝偻病可以作为X连锁显性遗传病的实例。患者由于肾远曲小管对磷的重吸收障碍，小肠对磷、钙的吸收不良，造成尿磷增加、血磷降低，使患者骨质钙化不全而形成佝偻病。患者可有身体矮小、O形或X形腿、鸡胸等骨骼发育畸形。由于用常规剂量的维生素D治疗不能凑效，故有抗维生素D性佝偻病之称。

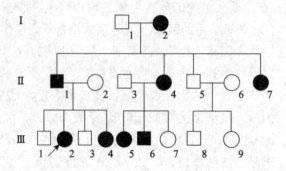

图5-10　抗维生素D性佝偻病的系谱

图5-10是一抗维生素D性佝偻病系谱，通过该系谱可归纳出X连锁显性遗传的特点：

1. 女性患者多于男性患者。

2. 系谱中可见每一代都有患者，呈现连续传递现象。患者双亲之一必定是患者。

3. 交叉遗传。即男患者的致病基因只传给女儿，不传给儿子。因此系谱中男患者的女儿全部发病，儿子都正常。女患者（杂合体）的致病基因可传给儿子和女儿，儿子和女儿各有1/2概率患病。

四、X连锁隐性遗传

如果控制遗传性状或遗传病的基因位于X染色体上，其性质是隐性的，并随着X染色体而传递，这种遗传方式称为X连锁隐性遗传（XR）。位于X染色体上的隐性基因控制的疾病称为X连锁隐性遗传病。目前，已知的较为常见的X连锁遗传病有400多种，绝大部分是X连锁隐性遗传病，临床常见的如红绿色盲、血友病A、鱼鳞病、假肥大型进行性肌营养不良、家族性低血色素贫血等。

在X连锁隐性遗传病中，假定突变的致病基因为X^a，则女性患者的基因型为X^aX^a，正常女性的基因型为X^AX^A、X^AX^a。男性患者的基因型为X^aY，正常男性的基因型为X^AY。以隐性方式遗传时，由于女性有2条X染色体，当隐性致病基因在杂合状态（X^AX^a）时，隐性基因控制的性状或遗传病不显示出来，这样的女性是表型正常的致病基因携带者。在男性细胞中，只有1条X染色体，Y染色体上缺少同源节段，所以只要X染色体上有一个隐性致病基因（X^aY）就发病，故男性患者较女性多。

红绿色盲可作为X连锁隐性遗传病的实例。色盲有全色盲和红绿色盲之分。前者不能辨别任何颜色，一般认为是常染色体隐性遗传；后者最为常见，表现为对红绿色的辨别力降低，呈X连锁隐性遗传。据报道，男性发病率7.0%，女性为0.5%。

图5-11是一红绿色盲系谱，通过该系谱可归纳出X连锁隐性遗传的系谱特点：

1. 人群中男性患者多于女性患者。

2. 隔代遗传。系谱中往往只有男性患者，而男患者的子女都正常，所以代与代之间可见明显的不连续传递。

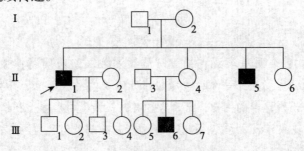

图5-11　红绿色盲家族的系谱

3. 交叉遗传。即X连锁隐性遗传中男性的隐性致病基因只能从母亲获得，将来又只能传给女儿。儿子如果发病，母亲是肯定携带者，女儿也有1/2概率为携带者。

4. 男性患者的兄弟、外祖父、舅父、姨表兄弟、外甥、外孙等有可能是患者。

5. 近亲婚配后代的发病率增高。

> **考点提示**
>
> X连锁遗传的代表疾病及系谱特点。

五、Y连锁遗传

如果控制遗传性状或遗传病的基因位于Y染色体上，并随着Y染色体而传递，则这种遗传方式称为Y连锁遗传（YL）。由于女性没有Y染色体，故女性不会出现相应的遗传性状或遗传病，只有男性才出现症状。这类致病基因只由父亲传给儿子，再由儿子传给孙子。

外耳道多毛症就是一种Y连锁遗传病。患者到了青春期，外耳道中可长出2~3cm成丛的黑色硬毛，且伸出耳孔之外。图5-12是一个外耳道多毛症的系谱，该系谱中祖孙三代患者全为男性，女性均无此症状。

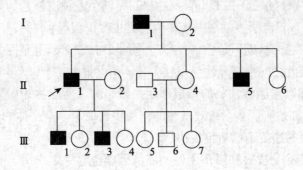

图5-12　外耳道多毛症的系谱

第三节　多基因遗传病

想一想

　　媒体报道：著名明星李亚鹏捐设"唇裂基金"，众明星慷慨解囊，积极凑资，帮助唇腭裂患儿做整形手术，以减轻患儿家长的经济负担。其实每年都有一定比例的新生儿会出现这样的问题，给患者和其家属造成了心理上和经济上的负担。

　　1. 该社会现象涉及的唇裂问题，有遗传基础吗？　2. 唇裂发病风险与病情严重程度有关系吗？

一、多基因遗传的概念和特点

（一）质量性状与数量性状

　　生物的遗传性状可分为质量性状和数量性状两大类。前者是指由一对等位基因控制的、相对性状之间差异明显、不连续变异的性状。例如白化病患者与正常人这一相对性状之间，不存在中间类型，个体之间性状的变异明显而不连续，属于质量性状。数量性状则与此不同，其变异在一个群体中的分布是连续的，不同个体间只有量的差异，没有质的不同，即在两个极端类型之间，可以看到大量连续变异的个体，这种呈连续变异的性状称为数量性状。例如正常人的身高，在人群中，很高和很矮的人只占很少数，大部分人的身高介于二者之间，而且由高到矮是逐渐过渡的，也就是说人类身高的变异不明显而且是连续的，变异曲线呈正态分布。还有像体重、肤色、血压、智力等均属于数量性状。研究数量性状的遗传称为多基因遗传或数量性状遗传。

（二）多基因遗传假说

　　质量性状的变异可用一对基因控制一种性状解释。数量性状的变异如何解释呢？1908年瑞典遗传学家尼尔逊-艾尔（Nlison-Ehle）以小麦种皮颜色为实验性状，研究数量性状的遗传机制，提出了多基因遗传假说，其主要论点有：

　　1. 数量性状的遗传基础不是止1对基因，而是2对或2对以上基因。

　　2. 每对基因彼此之间没有显性与隐性区分，呈共显性。

　　3. 每对等位基因对遗传性状的形成作用是微小的，所以称为微效基因，但其作用可以累加，称为累加效应。多个微效基因的作用积累决定一个个体的表型。

　　4. 微效多基因的遗传遵循遗传规律。

　　5. 多基因遗传除受微效基因作用外，环境因素也起一定作用，个体表型是二者共同作用的结果。

（三）多基因遗传的特点

多基因遗传具有3个特点：①两个极端变异（纯种）个体杂交后，子一代都是中间类型，但是，也存在一定范围的变异，这是环境因素影响的结果；②两个中间类型的子一代杂交后，子二代大部分也是中间类型，但其变异范围要比子一代更为广泛，有时会出现少数近于极端变异的个体，这里除去环境因素影响外，基因的分离组合也起作用；③在一个随机杂交的群体中，变异范围更广泛，但是大多数个体接近中间型，极端个体很少，在这些变异的产生上，遗传因素和环境因素都有作用。

二、多基因遗传病

在人群中，一些常见的先天畸形（无脑儿、神经管缺陷、唇裂、颚裂等）和疾病（糖尿病、高血压、精神分裂症等），其群体发病率大多超过1/1 000，这些先天畸形或疾病常表现有家族聚集倾向，说明有一定的遗传基础，但患者同胞中的发病率却不是1/2或1/4，而是远低于这个频率，只有1%~10%，而且这类先天畸形或疾病还易受环境因素的影响，说明它们不是单基因病，像这类受遗传因素和环境因素共同作用而引起的疾病称为多基因遗传病，简称为多基因病。多基因遗传病目前已知的种类较少，仅有100多种。

（一）易患性和发病阈值

在多基因遗传病中，由遗传因素和环境因素共同作用，决定个体是否易于患病称为易患性。对于某种多基因病来说，易患性的变异和数量性状一样在群体中呈正态分布，大多数人的易患性都接近平均值，易患性很高和很低的人都很少。如果一个人的易患性达到或超过一定限度，这个个体就患病，那么使个体患病的易患性最低限度就称为阈值。阈值的存在将易患性变异呈连续性正态分布的人群划分为两部分：一部分是正常个体，一部分是患者（图5-13）。由

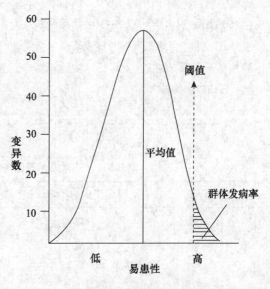

图5-13　多基因病的群体易患性变异与阈值图解

于基因的累加效应，在一定环境条件下，阈值代表个体患病所必需的最低限度的致病基因的数量。

（二）遗传度

在多基因遗传病中，易患性的高低受遗传因素和环境因素的双重影响，其中遗传因素所起作用的大小称为遗传度或遗传率，一般用百分率（％）来表示。如果一种多基因病完全由遗传因素决定，其遗传度就是100%，这种情况比较少见。在多基因遗传病中，遗传度高者可达70%~80%，这表明遗传因素在决定一个个体是否易于患病上起

主要作用，环境因素所起作用较小。反之，遗传度为30%~40%或更低的疾病，则表明遗传因素在决定一个个体是否易于患病上作用较小，环境因素对是否发病可能更为重要。表5-3列出了一些常见多基因病的群体发病率和遗传度。

 知识链接

💿 狼孩的启示 💿

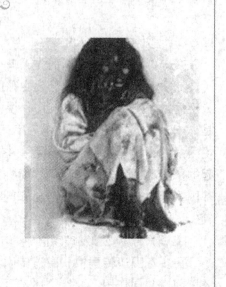

　　1920年9月19日，在印度丛林中，发现两个狼哺育的女孩。年长的估计8岁，年幼的一岁半。大概都是在生后半年被狼衔去的。两人回到人类世界后，都在孤儿院里养育，她们不会说话，发音独特，不是人的声音。不会用手，也不会直立行走，只能依靠两手、两脚或两手、两膝爬行。这两个狼孩回到人类社会以后，小的到第11个月就死去了。大的在两年后，才会发两个单词，4年后掌握了6个单词。她动作姿势的变化也很缓慢。1年4个月后，只会使用两膝步行。她一直活到17岁。但她直到死时还没真正学会说话，智力只相当于三四岁的孩子。可见环境因素对一个个体的成长是何等的重要！

表5-3 一些常见多基因病的群体发病率和遗传度

疾病	群体发病率（%）	患者一级亲属发病率（%）	遗传度（%）
唇裂+腭裂	0.17	4	76
腭裂	0.04	2	76
先天性髋关节脱位	0.1~0.2	男性先证者4 女性先证者1	70
先天性畸形足	0.1	3	68
先天性巨结肠	0.02	男性先证者2 女性先证者8	80
脊柱裂	0.3	4	60
无脑儿	0.5	4	60

续表

疾病	群体发病率（%）	患者一级亲属发病率（%）	遗传度（%）
先天性心脏病（各型）	0.5	2.8	35
精神分裂症	0.5~1.0	10~15	80
糖尿病（青少年型）	0.2	2~5	75
原发性高血压	4~10	15~30	62
冠心病	2.5	7	65
哮喘	1~2	12	80
消化性溃疡	4.0	8	37

（三）多基因遗传病的特点

与单基因病相比，多基因病在家系中没有明显的传递规律，但符合数量性状的遗传。

1. 有家族聚集现象　患者家族成员的发病率高于群体发病率（1%~10%），但进行系谱分析后，又不符合任何一种单基因遗传方式，患者同胞发病率远远低于1/2（AD）或1/4（AR）。

2. 发病率与患者亲属级别（亲缘系数）有关　与患者亲缘系数相同的亲属有相同的发病风险；随着亲缘级别的降低，患者亲属的发病风险迅速降低，群体发病率越低的疾病，这种趋势越明显。如唇裂、颚裂的群体发病率为0.17%，患者一级亲属的发病率为4%，患者二级亲属的发病率为0.7%，患者三级亲属的发病率为0.3%。

3. 群体发病率存在种族（民族）差异　这表明不同种族或民族的基因库是不同的。

4. 近亲婚配后代发病风险增高　近亲婚配时，子女发病风险高于随机婚配时子女的发病风险，但不如常染色体隐性遗传病那样显著。

（四）多基因病发病风险的估计

1. 再发风险与该病的遗传度、群体发病率密切相关　如果某种多基因病的群体发病率在0.1%~1%之间，遗传度为70%~80%，则患者一级亲属的发病率等于该病群体发病率的平方根。例如，唇裂、颚裂的群体发病率为0.17%，遗传度为76%，患者一级亲属的发病率为0.17%的平方根即4%。

如果群体发病率或遗传度不符合以上条件者，则不适用此公式，需要通过群体发病率、遗传度与患者一级亲属发病率之间关系的图解来查出。

2. 再发风险与家庭中患者人数有关　多基因遗传病的再发风险与家庭中已患病人数呈正相关。如一对夫妇生育了两个多基因病的患儿后，表明他们携带有更多数量的致病基因，虽然他们本人并未发病，但其易患性更接近阈值，由于基因的累加效应，子女再发风险必将相应增高。以唇裂为例，当一对夫妇生了一个该病的患儿后，再发风险为4%，如果这对夫妇已有两个此病患儿，再发风险将增高2~3倍，约为10%。

考点提示

多基因遗传病、阈值和遗传度的概念。

3. 再发风险与患者病情严重程度有关　患者病情愈严重，其一级亲属的再发风险越高。多基因遗传病中基因的积累效应还表现在病情的严重程度上，患者的病情愈严重，说明其易患性必然远远超过阈值而带有更多数量的致病基因，由此推知其父母的致病基因更接近阈值，再次生育时子女的发病风险也相应增高。例如一侧唇裂患者，其同胞的再发风险为2.46%；一侧唇裂并发颚裂患者，其同胞的再发风险为4.21%；两侧唇裂并发颚裂患者，其同胞的再发风险为5.47%。

4. 再发风险与性别有关　某种多基因病的群体发病率有性别差异时，群体发病率高的性别阈值低，这种性别患者的子女再发风险低；相反，群体发病率低的性别阈值高，这种性别患者的子女再发风险高。例如先天性幽门狭窄，男性的群体发病率为0.5%，女性的群体发病率为0.1%。男性患者的儿子发病风险为5.5%，女儿发病风险为2.4%；而女性患者的儿子发病风险为19.4%，女儿发病风险为7.3%。

在估计多基因病的再发风险时，必须全面考虑上述各种情况进行综合分析判断，才能得到切合实际的结论。

> **考点提示**
>
> 多基因遗传病的特点和再发风险的估计。

第四节　染色体病

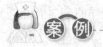

想一想

舟舟，原名胡一舟，1978年4月1日，出生在中国的武汉，这一天正是愚人节。他是个先天愚型儿。智力只相当于几岁的小孩子。舟舟模仿能力强，从小偏爱指挥，当音乐响起时，舟舟就会拿起指挥棒，挥动短短的手臂，像真正的指挥一样，直到曲终。1999年1月22日，在北京保利剧场，舟舟和赫赫有名的中央芭蕾舞剧院交响乐团有了历史性的合作。可以说模仿诞生了一个天才指挥家。

1. 你见过这样的患儿吗？ 2. 舟舟的发病原因是什么？ 3. 该病有办法根治吗？

染色体是遗传物质——DNA的载体，正常情况下，人体细胞中染色体的数目和形态结构是相对稳定的，从而奠定了个体遗传性状相对稳定的基础。但这种稳定性是相对的，一旦这种稳定性被打破，就会出现染色体异常，进而形成染色体病。

一、染色体异常

染色体异常是指染色体在数目上或结构上所发生的改变，包括染色体数目异常和染色体结构畸变。

（一）染色体数目异常

在大多数生物的体细胞中，染色体都是两两成对的。如人类体细胞中有23对共46

条染色体，这23对染色体可以分成两组，每一组中包括22条常染色体和1条性染色体。以男性为例，在精子发生过程中，经减数分裂，染色体数目减半，男性的精子中只含有一组非同源染色体。细胞中的一组非同源染色体在形态和功能上各不相同，但又互相协调，共同控制生物的生长、发育、遗传和变异，这样的一组染色体称为一个染色体组。例如，人类正常精子（或卵子）中的一组染色体就组成了一个染色体组。凡具有一个染色体组的细胞或个体称为单倍体（n=23），所以精子和卵子均为单倍体细胞；精、卵结合后形成的受精卵则含有两个染色体组，由受精卵发育而来的个体称为二倍体，用2n表示。以二倍体为标准，体细胞的染色体数目超过或少于46条的称为染色体数目异常，它包括整倍性改变、非整倍性改变和嵌合体三类。

1. 整倍性改变 在染色体数目的变化中，如果体细胞中染色体数目整组的增加或减少则称为整倍性改变。凡是体细胞中含有三个染色体组，则这样的细胞或个体称为三倍体（3n）。以此类推还可形成四倍体（4n）、五倍体（5n）等；凡是体细胞中含有三个或三个以上染色体组的个体称为多倍体。当一个人类个体全身细胞均为三倍体是致死的，在流产胎儿中较常见，是流产的原因之一。

三倍体形成的原因主要是：①双雄受精。两个精子同时进入一个成熟的卵子中可形成69，XXX；69,XXY；69，XYY三种核型的受精卵；②双雌受精。卵子发生时，由于某种原因没有形成极体，形成二倍体的卵子，这种异常卵子与一正常精子结合即可形成三倍体受精卵（图5-14）。

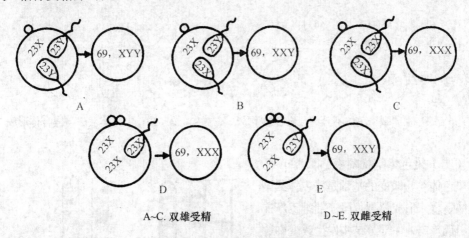

A~C. 双雄受精   D~E. 双雌受精

图5-14 三倍体发生机制示意图

2. 非整倍性改变 如果一个体细胞中的染色体数目在二倍体的基础上增加或减少一条或数条，而不是整组的增减则称为非整倍性改变。

非整倍性改变是临床上最常见的染色体异常类型。染色体数目少于46条的细胞或个体称亚二倍体；多于46条的称超二倍体。在亚二倍体中，某对同源染色体少了一条的称某号染色体的单体型；在超二倍体中，某对同源染色体多了一条，称某号染色体的三体型。三体型是人类中最常见的染色体异常类型。若某号染色体具有4条或4条以上则称为多体型。

　　非整倍体改变产生的主要原因在于细胞在减数分裂时发生染色体不分离，导致形成异常的生殖细胞，当这种生殖细胞与正常生殖细胞结合受精后，就可形成非整倍体。受精卵在早期卵裂过程中也会出现染色体不分离现象，从而导致三体型的形成（图5-15A、图5-15B）。

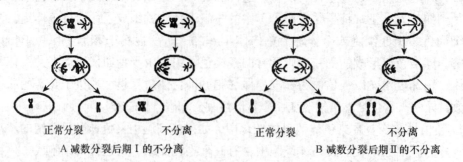

A 减数分裂后期Ⅰ的不分离　　　　　B 减数分裂后期Ⅱ的不分离

图5-1 5　减数分裂染色体不分离图解

　　3. 嵌合体　具有两种或两种以上不同核型的细胞系组成的个体称为嵌合体。一般认为，嵌合体是由于受精卵在最早几次卵裂过程中，染色体不分离或丢失造成的。（图5-16、图5-17）。

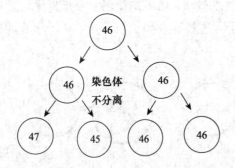

图5-16　第二次卵裂染色体不分离与嵌合体型成

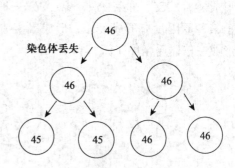

图5-17　染色体丢失与嵌合体形成

（二）染色体结构畸变

　　染色体结构畸变的基础是染色体或染色单体断裂，形成断裂片段，断端重新连接时出现差错，使部分结构发生改变即称为染色体结构畸变又称染色体重排，主要有缺失、重复、倒位和易位四种方式。

　　1. 缺失　缺失（del）是指染色体部分片段的丢失。缺失可分为末端缺失和中间缺失两类：①末断缺失是指染色体的臂发生断裂后，未发生重接，无着丝粒的片段丢失（图5-18）。②中间缺失是指染色体同一臂上发生两处断裂，

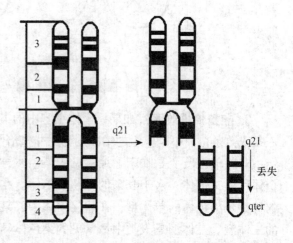

图5-18　末端缺失

两个断点之间的片断丢失，其余的两个断片重接（图5-19）。

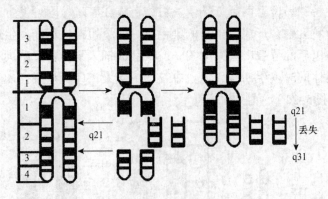

图5-19　中间缺失

2. 重复　重复（dup）是染色体上额外增加了与本身相同的某区段。原因是同源染色体之间出现了不等交换或染色单体之间的不等交换以及染色体片段的插入等，导致同一条染色体的某段连续出现两份或两份以上相同的片段。

3. 倒位　倒位（inv）是指某一染色体发生两处断裂，两断点之间的片段旋转180°后重接，造成染色体上基因顺序的重排；分为臂内倒位和臂间倒位。①臂内倒位：在一条染色体的长臂或短臂内（即着丝粒一侧）发生两处断裂，两断点之间的片段旋转180°后重接（图5-20）。②臂间倒位：在一条染色体长臂和短臂（即着丝粒的两侧）各发生一处断裂，两断点之间的片段旋转180°后重接（图5-21）。

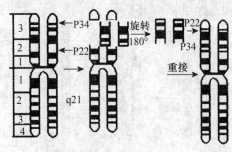

图5-20　臂内倒位

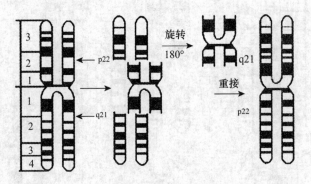

图5-21　臂间倒位

4. 易位　易位（t）是指一条染色体的断片移接到另一条非同源染色体的臂上，这种结构畸变称为易位。主要有相互易位、罗伯逊易位和插入易位等。①相互易位：是两条非同源染色体分别发生一处断裂，无着丝粒断片相互交换位置后重接，形成两条衍生染色体（图5-22）。②罗伯逊易位：又称着丝粒融合，是指发生在近端着丝粒染色体之间的一种特殊易位。两条近端着丝粒染色体在着丝粒附近发生断裂，两个染色体的长臂在着丝粒区融合形成一条新的染色体。两个短臂也可能发生连接形成一条小染色体，往往在以后的分裂中丢失（图5-23）。③插入易位：又称为单方易位，是指两条非同源染色体同时发生断裂，但只有其中一条染色体的片段插入到另一条染色体的非末端部位（图5-24）。

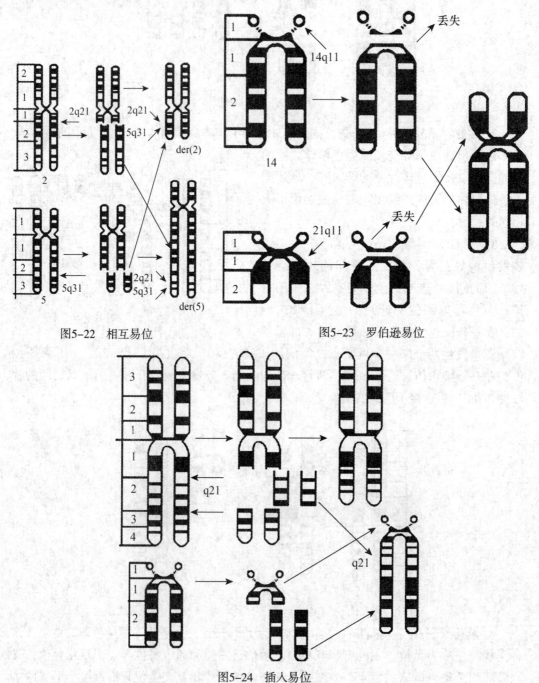

图5-22 相互易位

图5-23 罗伯逊易位

图5-24 插入易位

二、常见染色体病

染色体病是指由于染色体异常所引起的疾病。由于染色体上排列着大量的基因，染色体异常时必然要涉及许多基因，所以机体的异常情况可能会累及多个器官、系统，临床上常表现为多种症状的综合征。根据染色体的种类和表型，染色体病分为常染色体病和性染色体病两大类。

考点提示

染色体结构畸变的类型及各自的概念。

（一）常染色体病

常染色体病是指由于常染色体异常而引起的疾病。常染色体病约占染色体病总数的2/3，其共同的临床特征有生长迟缓、智力低下并伴有先天性多发畸形。

1. 21-三体综合征 又称Down综合征、先天愚型，是最常见的染色体病。1866年，英国医生Langdon Down首先报道此病，故此得名，又称唐氏综合征。1959年，法国细胞遗传学家勒琼（J.Lejeune）证实本病患者多了一条21号染色体。

【发病率】 新生儿21-三体综合征发病率为1/800~1/600，据估计我国目前大约有60万以上的患儿，男女之比3：2，是最常见的染色体病。

【临床表现】 本病患者有多种临床表现，主要表现为智力低下，生长发育迟缓，有特殊面容、头颅小而圆、眼距宽、眼裂小、外眼角上斜、内眦赘皮、常有斜视、耳位低、耳廓畸形、鼻扁平、嘴小唇厚、伸舌、有时流涎，因此又称伸舌样痴呆；患儿四肢较短，手宽肥厚，有通贯手，第五指短小或缺少指中节。腹肌张力低下，故常有腹直肌分离或脐疝，50%的患儿有先天性心脏病，主要是房间隔缺损、室间隔缺损等。有的患儿有消化道畸形，男患儿常有隐睾，无生育能力。女性患者通常无月经，少数有生育能力，子女约50%将患病。患者易发生呼吸道感染，有患白血病倾向。患者最突出、最严重表现是智力低下，智商通常在25~50之间，抽象思维能力受损最大，常傻笑，喜欢模仿和重复一些简单的动作（图5-25）。

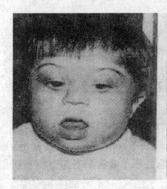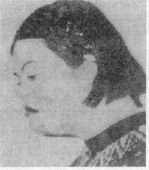

图5-25　21-三体综合征患者

【核型】 患者的核型有三种：①游离型：核型为47，XX（XY），+21，该类型最常见，约占92.5%，临床症状典型且显著；②嵌合型：核型为46，XX（XY）

/47XX（XY），+21，约占2.5%，临床症状取决于异常细胞所占的比例，个体间差异很大，一般较游离型轻；③易位型：约占5%，常见核型为46，XX（XY），–14，+t（14q21q）。

【发生原因】 主要是母亲或父亲形成配子时发生了21号染色体不分离，其中80%是由于母亲卵子形成过程中发生染色体不分离所致。当母亲年龄超过35岁时，发病风险明显增高。嵌合型是由于受精卵在早期卵裂过程中21号染色体不分离造成的。有资料表明父亲的年龄也与本病的发病率有关，环境污染与接触有害物质均可造成精子的老化和畸形，当父亲年龄超过39岁时，出生患儿的风险将会增高。易位型可以是新发生的，也可以是由患者的双亲之一遗传而来。如果是亲代传递而来的，其双亲之一通常是表型正常的易位携带者。

2. 18–三体综合征 本病由Edward等1960年首先报告，故又称为Edward综合征。

【发病率】 新生儿的发病率为1/8 000~1/3 500，男女之比为1：4，患儿多在出生后2~3个月内死亡，只有极个别病人活到儿童期。

【临床表现】 患儿生长发育障碍，智力低下。头面部和手足有严重畸形，头长、面小、眼小、眼距宽、内眦赘皮、眼睑下垂、颌小、低位畸形耳、手呈特殊握拳状（即拇指横盖于其他指上，其他手指互相叠盖），指甲发育不全，手指弓形纹过多，约占患者全部指纹的90%以上，约1/3患者有通贯手；下肢有摇椅形畸形足，拇趾短，向背侧屈曲。95%以上的患者伴有先天性心脏病和其他器官畸形，患儿多在出生后半年内死亡。

【核型】 核型分析表明，本综合征可分为三种类型：①18–三体型：核型为47，XX（XY），+18，最常见，约占80%；②嵌合型：核型为46，XX（XY）/47，XX（XY），+18，约占10%；③易位型：有各种易位，主要是18号染色体与D组染色体的易位，约占10%。

【发生原因】 同唐氏综合征的发病机制一样，一般是由于母亲的卵母细胞在减数分裂时，18号染色体不分离，产生了含有两条18号染色体的卵子，与正常精子结合后而形成。该病的发生与母亲年龄增大有关。

3. 13三体综合征 1960年由Patau等确认此病为13–三体综合征，故又称为Patau综合征。

【发病率】 新生儿的发病率约为1/25 000，患者女性明显多于男性。99%以上的胎儿流产，出生后45%的患儿在1个月内死亡，90%在6个月内死亡。

【临床表现】 患儿的畸形和临床表现要比21–三体型严重得多。颅面的畸形包括小头，前额、前脑发育缺陷，眼球小，常有虹膜缺损，鼻宽而扁平，2/3患儿有上唇裂，并常有腭裂，耳位低，耳廓畸形，颌小，其他常见多指（趾），手指盖叠，足

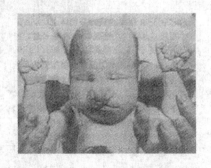

图5-26　13–三体综合征患者

跟向后突出及足掌中凸，形成所谓摇椅底足。男性常有阴囊畸形和隐睾，女性则有阴蒂肥大，双阴道，双角子宫等（图5-26）。脑和内脏的畸形非常普遍，如无嗅脑，心室或心房间隔缺损、动脉导管未闭，多囊肾、肾盂积水等，由于内耳螺旋器缺损造成耳聋。

智力发育障碍见于所有的患者，而且程度严重，存活较久的患儿还有癫痫样发作，肌张力低下等。

【核型】 80%的病例为13-三体型，核型为47，XX（XY），+13；其次为易位型，以13q14q为多见；少数为嵌合型。

【发生原因】13-三体综合症发生的因素目前了解甚少，母亲高龄可能是原因之一。

4. 5p-综合征 1963年由勒琼等首先报道，因患儿特殊的猫叫样哭声，故称为猫叫综合征。1964年证实为5号染色体短臂部分缺失所致，又称为5p-综合征。

【发病率】 本病发病率约为1/50 000，在智能低下儿中占1%~1.5%，在出生时查知为本病的患者中，约70%是女孩，而在较大年龄的患儿中，约70%是男孩，在常染色体结构畸变病儿中居首位。

【临床表现】 本病主要临床特征是由于患儿喉肌发育不良导致哭声尖弱似猫叫，但随着年龄增长，猫叫样哭声会逐渐消失。患儿出生时体重较轻，头小、脸圆、低位耳、眼距过宽、外眦下斜、内眦赘皮、斜视、下颌小且后缩，还有智力低下（智商常低于20），生长发育迟缓，常伴先天性心脏病（图5-27）。

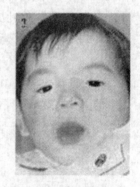

图5-27 猫叫综合征

【核型】 核型为46，XX（XY），5p-。

【发生原因】 患者的双亲之一在配子形成过程中，5号染色体短臂有断裂现象，产生带有5号染色体短臂缺失的生殖细胞，此生殖细胞受精后引起异常发育而形成5p-综合征。

（二）性染色体病

性染色体病是由于性染色体异常所引起的疾病。一般来说，性染色体病对人类的危害程度比常染色体病的危害轻。

1. 先天性睾丸发育不全综合征 1942年Klinefelter等首先描述了这一综合征，故称Klinefelter综合征，也称曲细精管发育障碍症。

【发病率】 本病发病率在男性新生儿中约为1/800，在男性不育中约为5%。

【临床表现】 患者表型男性，儿童期一般无症状，偶有淡漠、语言功能发育迟缓、学习困难，青春期开始出现病症。主要表现为患者曲细精管玻璃样变，睾丸小且发育不全或隐睾，不能产生精子而无生育能力；第二性征发育差，体形高大，四肢修长，无胡须，体毛稀少，喉结不明显，皮肤细嫩，易于发胖，25%的患者有乳房发育。部分患者有智力低下和心血管异常，某些患者有精神异常或精神分裂症倾向。

【核型】 核型多为47，XXY，占80%~90%；10%~15%为嵌合型，常见的核型为46，XY/47，XXY或46，XY/48，XXXY，偶有48，XXXXY等，上述各种核型中X染色体数目的多少与患者的智力发育程度呈负相关。

【发生原因】 主要是由于患者双亲之一在生殖细胞形成过程中或受精卵的卵裂过程中发生了性染色体不分离。经分析表明，60%的患者是由于母亲的性染色体发生不分离所致，40%患者是由于父亲的性染色体发生不分离所致。

2. XYY综合征 本病在男性中的发病率为1/900。患者表型一般正常，身材高大，常超过180cm，偶尔可见尿道下裂，隐睾，睾丸发育不全并有生精过程障碍和生育能力下降；但大多数男性可以生育。XYY个体易兴奋、自我克制力差，易产生攻击他人的行为。核型为47，XYY。发病原因一般认为是患者的父亲精子形成过程中减数第二次分裂时发生Y染色体的姐妹染色单体不分离所致。

3. 先天性卵巢发育不全综合征 1938年，美国的内分泌专家Turner首次描述本病，故又称为Turner综合征。在新生女婴中发病率约为1/5 000，约98%的胚胎自然流产，故发病率低。典型患者外观女性、以性器官发育幼稚、身材矮小（120~140cm左右）、肘外翻为特征。患者内眦赘皮，上睑下垂，小颌，后发际低，50%有蹼颈，乳间距宽，至青春期乳腺不发育、原发性闭经、不育、性腺条索状、无滤泡、子宫发育不全、外生殖器及乳房为幼稚型。50%患者伴有主动脉狭窄、马蹄肾等畸形。智力可正常，可低于同胞或轻度障碍。约55%的病例核型为45，X；也有嵌合型如45，X/46，XX等，嵌合型体征不典型。本病发生原因主要是双亲在配子形成过程中，性染色体不分离所致。本病的单个X染色体大多数来自母亲，约75%的染色体丢失发生在父方，约10%的丢失发生在受精卵的早期卵裂阶段。

4. 多X综合征 又称"超雌"，在新生女婴中，XXX综合征的发病率约为1/1000，在女性精神病患者中，发病率高约4/1000。本病三体型虽比正常者多1条X染色体，大多数外表无异常表现，乳房发育不良，卵巢功能异常，月经失调或闭经，常见智力发育稍低于正常人，部分患者有精神、运动发育障碍，对话困难，以及被害妄想等精神分裂症状。本病多体型比正常者多2条或2条以上X染色体，通常X染色体数目愈多，智力损害和发育畸形愈严重。典型核型为47，XXX。本病发生多为母亲卵子形成时X染色体不分离所致。

5. 脆性X染色体综合征 即一条X染色体在Xq27-q28的交界处有呈细丝样部位，且所连接的长臂末端形似随体，由于这一细丝样部位容易发生断裂，故称脆性部位。这条X染色体称为脆性X染色体（fra X）。

【发病率】 本病在男性群体中发病率较高，为1/1500~1/1000，仅次于先天愚型。在男性智力低下患者中10%~20%为本病引起。

【临床表现】 主要表现为中度到重度的智力低下，其他常见的特征尚有身长和体重超过正常儿，发育快，前额突出，面中部发育不全，下颌大而前突，大耳，高腭弓，唇厚，下唇突出，另一个重要的表现是大睾丸症。一些患者还有多动症，攻击性行为或孤癖症，中、重度智力低下，语言行为障碍。20%患者有癫痫发作。过去曾认为由于女性有两条X染色体，因此女性携带者不会发病，但由于两条X染色体中有一条失活，故女性杂合体中约1/3可有轻度智力低下（图5-28）。

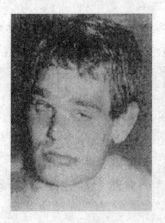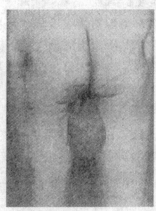

图5-28　脆性X染色体综合征

【核型】　核型可表示为46，fraX（q27）Y。

【发生原因】　是由于在X染色体形成过程中的突变所致。

（三）两性畸形

两性畸形是指某一个体在内、外生殖系统或第二性征等方面具有不同程度的两性特征。根据患者体内是否有两性性腺，分为真两性畸形和假两性畸形。

1. 真两性畸形　真两性畸形患者体内同时兼有两种性腺，可有独立存在的睾丸和卵巢，或者两者融合而成的卵巢睾，外生殖器及第二性征不同程度地介于两性之间。社会性别可为男性或女性，约2/3患者的外生殖器表现为男性。57%的患者核型为46，XX；12%为46，XY；5%为46，XX/46，XY；其余为各种异常染色体。

2. 假两性畸形　假两性畸形患者体内只有一种性腺，但外生殖器和第二性征有两性特征。根据体内性腺类型，分为男性假两性畸形和女性假两性畸形。前者又称男性女性化，患者核型为46，XY，外观仿佛是正常的女性，外生殖器及第二特征也似女性，如乳房发育、阴毛稀少、有阴唇和阴道，但阴道短浅，末端为一盲端等。但患者体内有睾丸组织。后者又称女性男性化，患者核型为46，XX，性腺为卵巢。外生殖器兼具有两性特征，第二性征发育有男性化倾向。

考点提示

常见染色体病的病名、发病原因及主要核型。

单元小结

单基因遗传病可分为常染色体显性遗传、常染色体隐性遗传、X连锁显性遗传、X连锁隐性遗传和Y连锁遗传五种遗传方式。常染色体显性遗传又分为完全显性遗传、不完全显性遗传、共显性遗传、不规则显性遗传和延迟显性遗传。不同的遗传方式，表现出不同的系谱特点，因此可通过系谱分析来判断某种单基因遗传病属于哪种遗传方式，进而推测后代的发病风险。由于近亲结婚的夫妇双方都可能携带共同祖先的同一基因，他们可能将此同一基因传给他们的子女，所以，近亲婚配比非近亲婚配子女中患隐性遗传病风险要高得多。

受多对基因和环境因素的双重影响而引起的疾病，称多基因遗传病。由遗传因素和环境因素共同作用，决定个体是否易于患病称为易患性。一个个体易患性高到一定限度，即达到阈值时，该个体将患病。在多基因病中，遗传因素所起作用的大小称为遗传度。

染色体病是指染色体异常所导致的疾病。染色体异常包括染色体数目异常和染色体结构畸变两大类。前者包括整倍性改变、非整倍性改变和嵌合体三类，临床上最常见的染色体数目异常是非整倍性改变；后者主要有四种：缺失、重复、倒位和易位。染色体病对人类危害大，目前尚无治疗良策，主要通过遗传咨询和产前诊断予以预防。

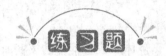

练习题

一、单项选择题

1. 决定多基因遗传的性状或疾病的基因是（　　　）

A. 单基因　　　　　　B. 隐性基因　　　　　　C. 显性基因

D. 微效基因　　　　　E. 等位基因

2. 人的身高、肤色、血压和体重的性状属于（　　　）

A. 非遗传性状　　　　B. 数量性状

C. 质量性状　　　　　D. 单基因性状

E. 共显性性状

3. 在多基因遗传中，两个极端变异的个体杂交后，子一代是（　　　）

A. 均为极端的个体

B. 均为中间的个体

C. 多数为极端的个体，少数为中间的个体

D. 多数为中间的个体，少数为极端的个体

E. 极端个体和中间个体各占一半

4. 下列关于多基因遗传的说法哪种是错误的（　　　）

A. 遗传基础是主要的

B. 多为两对以上等位基因

C. 这些基因性质为共显性

D. 环境因素起到不可替代的作用

E. 微效基因和环境因素共同作用

5. 下列疾病中不属于多基因遗传病的是（　　　）

A. 精神分裂症状　　　B. 先天性心脏病

C. 先天性幽门狭窄　　D. 唇裂

E. 软骨发育不全症

6. 有两个唇腭裂患者家系，其中A家系有3个患者，B家系有2个患者，这两个家系的再发风险（　　　）

A. A家系大于B家系　　B. B家系大于A家系

C. A家系等于B家系　　D. 等于群体发病率

E. 无法确定

7. 癫痫是一种多基因遗传病，在我国该病的群体发病率为0.36%，遗传度约为70%。一对表型正常夫妇结婚后，头胎因患有癫痫而夭折。如果他们再次生育，患癫痫的风险是（　　　）

A. 70%　　　　　　　　B. 60%　　　　　　　　C. 6%

D. 0.6%　　　　　　　E. 0.36%

8. 下列哪种患者的后代发病风险高（　　　）

A. 单侧唇裂　　　　　B. 单侧腭裂

C. 双侧唇裂　　　　　D. 单侧唇裂＋腭裂

E. 双侧唇裂＋腭裂

9. 从系谱中不能体现出（　　　）

A. 患者性别　　　　　B. 患者病情

C. 患者出现规律　　　D. 患者人数

E. 患者与正常人的大约比例

10. 下列哪一条不符合常染色体显性遗传病的特征（　　　）

A. 男女发病机会均等

B. 系谱中呈连续传递

C. 患者都是纯合体（AA），杂合体（Aa）是携带者

D. 双亲无病时，子女一般不发病

E. 患者同胞发病率为1/2

11. 杂合体的表现型介于显性纯合体和隐性纯合体之间，这种遗传方式称为（　　　）

A. 共显性遗传　　　　B. 外显不全

C. 完全显性遗传　　　D. 不完全显性遗传

E. 拟显性遗传

12. β-地中海贫血症属于不完全显性遗传病,若此病的重型患者与正常人婚配,其子女将是（　　　）

A. 全部是正常人　　　B. 1/2重型患者,1/2轻型患者

C. 全部是重型患者　　D. 全部是轻型患者

E. 1/4重型患者,3/4轻型患者

13. 如果A、B、C三个基因在群体中位于同源染色体的同一位点（座位）上，我们把这一组基因称为（　　）

A. 等位基因　　　　　　B. 复等位基因

C. 连锁基因　　　　　　D. 基因簇　　　　　　　E. 连锁群

14. 人类ABO血型中属于共显性遗传的血型是（　　）

A. A型　　　　　　　　B. B型　　　　　　　　C. O型

D. AB型　　　　　　　E. 以上全是

15. 已知双亲血型为A型和B型，子女中可能出现的血型是（　　）

A. A型　　　　　　　　B. B型　　　　　　　　C. O型

D. AB型　　　　　　　E. 以上均有可能

16. 属于不规则显性遗传的遗传病为（　　）

A. 软骨发育不全症　　B. 多指症

C. 慢性进行性舞蹈病　D. 多囊肾　　　　　　　E. 早秃

17. 一对正常夫妇生了一个先天性聋哑（常染色体隐性遗传病）患儿，问再生第二胎是聋哑患儿的可能性为（　　）

A. 1/2　　　　　　　　B. 1/4　　　　　　　　C. 3/4

D. 1/16　　　　　　　E. 3/16

18. 表型正常，但带有致病基因的个体称为（　　）

A. 携带者　　　　　　B. 基因型　　　　　　　C. 表现型

D. 纯合子　　　　　　E. 杂合子

19. 白化病是一种常染色体隐性遗传病，今有一对夫妇都很健康，婚后却生出一个白化病患儿和一正常小儿，试判断该患儿父母的基因型是（　　）

A. 父AA，母AA　　　B. 父AA，母Aa　　　　C. 父Aa，母Aa

D. 父Aa，母aa　　　　E. 父aa，母aa

20. 母亲为红绿色盲，父亲正常，其四个儿子有几个可能是色盲（　　）

A. 0　　　　　　　　　B. 1个　　　　　　　　C. 2个

D. 3个　　　　　　　　E. 4个

21. 假如一种性状总是父亲传给儿子，又从儿子传给孙子，那么决定这个性状的基因最可能的位置是（　　）

A. 在常染色体上　　　B. 在X染色体上　　　　C. 在Y染色体上

D. 无法确定　　　　　E. 不在染色体上

22. 外耳道多毛症属于（　　）

A. 常染色体显性遗传　　　　　　　　　　　B. 常染色体隐性遗传

C. X连锁显性遗传　　　　　　　　　　　　D. X连锁隐性遗传

E. Y连锁遗传

23. 染色体数目比正常个体多了一条的个体称为（　　）

A. 亚二倍体　　　　　　B. 超二倍体　　　　　　C. 多倍体

D. 嵌合体   E. 假二倍体

24. 猫叫综合征的发病机制是（   ）

A. 6号染色体缺失   B. 5号染色体易位

C. 染色体数目改变   D. 5号染色体短臂缺失

E. 5号染色体发生臂内倒位

25. 染色体结构畸变的机制是（   ）

A. 姐妹染色单体交换   B. 染色体丢失

C. 染色体不分离   D. 染色体断裂和重接

E. 核内复制

26. 先天愚型患者的发病原因主要是由于（   ）

A. 父亲的精母细胞在减数分裂时，21号染色体发生了不分离

B. 母亲的初级卵母细胞在减数分裂时，21号染色体发生了不分离

C. 父亲的初级精母细胞在减数分裂时，18号染色体发生了不分离

D. 母亲的初级卵母细胞在减数分裂时，18号染色体发生了不分离

E. 母亲的初级卵母细胞在减数分裂时，21号染色体丢失了一条

二、填空题

1. 遗传病通常具有_____、_____、_____、_____和_____等特征。

2. 遗传病分为_____、_____、   、_____和_____五类。

3. 单基因遗传可分为_____、_____、_____、_____和_____等不同的遗传方式。

4. 多基因遗传病的特点_____、_____、_____、_____。

5. 染色体_____和_____所导致的疾病称为染色体病。

6. 染色体结构畸变主要有_____、_____、_____和_____四种方式。

三、简答题

1. 简述常染色体隐性遗传的系谱特点。

2. 多基因遗传假说的主要论点有哪些？

3. 简述21-三体综合征的常见核型及发病原因。

4. 某家庭母亲是抗维生素D佝偻病（X-连锁显性遗传）患者，父亲正常，生有一个儿子是抗维生素D佝偻病患者。请回答：

①如果这对夫妇以后生女儿，患病的可能性有多大？

②如果这对夫妇以后生儿子，患病的可能性有多大？

③该家庭中的母亲的父母的基因型如何？

（李桂英）

遗传病的诊断与防治

1. 熟悉遗传病预防的有效措施；
2. 熟悉遗传咨询的概念、对象及内容；
3. 熟悉遗传病诊断的主要方法；
4. 熟悉遗传病治疗的主要手段；
5. 了解遗传咨询的步骤。

遗传病是严重危害人类健康的疾病。它不仅使患者终身痛苦，而且还能通过致病基因将疾病传给后代。随着医学遗传学的快速发展，现已有一些较为可行的诊断及防治措施，可有效地预防和减少遗传病的群体发病率，缓解遗传病患者的痛苦，减轻社会负担，提高人口素质。

第一节 遗传病的诊断

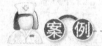 案例

想一想

某夫妇结婚多年，终于产下一子，可儿子面容特殊，鼻梁低平、两眼外眼角上翘，且眼间距宽、眼裂小；舌头大、外伸、常流涎。随着年龄的增长，发现比同龄人行动迟缓，智力低下。

1. 你认为本病是遗传病吗？ 2. 要确诊是否为遗传病需做哪些检查？

遗传病的诊断是指医生对患者是否患有遗传性疾病所作出的诊断。由于遗传病的多样性和复杂性，有些疾病的症状往往与某些非遗传性疾病相同或相似，故对遗传病的诊断比普通疾病困难得多。因此，遗传病的诊断既有一般疾病的诊断方法，又有遗传学的特殊诊断方法。总体来说遗传病的诊断方法包括遗传病的临床诊断、系谱分析、细胞遗传学检查、生化检查、基因诊断、皮纹分析等。

一、遗传病的临床诊断

遗传病的临床诊断与普通疾病的诊断步骤基本相同，包括听取患者的主诉、询问病史、体格检查等。

（一）询问病史

在遗传病的诊断中，病史采集的准确性至关重要。由于遗传病多有家族聚集现象，应着重了解患者的家族史、婚姻史和生育史。

1. 家族史 着重了解患者家族成员有无同病患者，是决定患者是否患遗传病的重要手段。应注意患者或代诉人所提供的家族史资料的准确性。

2. 婚姻史 主要了解患者的婚龄、婚次、配偶健康情况、生活习惯以及是否为近亲结婚等。

3. 生育史 重点了解患者生育年龄、胎次、子女数目及健康状况，孕期病史以及有无流产、死产、早产、难产史，分娩过程中有无产伤、窒息等。

由于一些出生缺陷是因母亲接触有害环境引起的，因此还应询问孕妇妊娠早期有无病毒性疾病和性病，是否接触过致畸因素和服用过不当药物，是否有接受电离辐射和接触化学物质等的经历。

（二）症状和体征

遗传病有其本身特殊的症状和体征。如患儿有智力发育障碍伴有特殊腐臭尿液提示苯丙酮尿症；皮肤呈白色或淡红色、毛发白化且虹膜及瞳孔浅红色可考虑白化病。可见这些遗传病的特殊症状和体征可为初步诊断遗传病提供重要线索。

应当注意，遗传病普遍存在遗传异质性，遗传异质性是指个体的表现型一致或同种疾病临床表现相同，但基因型不同的现象。大部分遗传病都可能存在遗传异质性，若仅以症状和体征为线索诊断遗传病会很困难，故必须借助于其他辅助诊断手段。

知识链接

⌒ 先天性聋哑 ⌒

先天性聋哑大多为常染色体隐性遗传病，但存在着明显的遗传异质性。曾报道一对夫妇均为先天性聋哑，但所生子女全部正常，说明这对夫妇的基因缺陷不在同一位点上。如用a和b分别代表两个有关的隐性致病基因，父亲可能是aaBB；母亲可能是AAbb。他们的子女将全为杂合体AaBb,每个基因位点上都有一个显性的正常等位基因，因此都是正常的听觉。

二、系谱分析

系谱分析是指根据系谱进行回顾性分析，以便确定所发现的某一疾病是否为遗传病，从而对家系中其他成员的发病情况作出预测的一种方法。在遗传病诊断时进行系谱分析不仅有利于确定患者是否为遗传病患者，还可借系谱分析判断该遗传病属于哪一种遗传方式，从而进一步作出发病风险估计和判断。系谱分析在遗传病的诊断和遗传咨询中非常重要。进行系谱分析时，应注意以下几个方面：①要注意系谱的完整性、准确性和系统性。一个完整的系谱应有三代以上家庭成员的患病情况、婚姻状况及生育情况；②遇到"隔代遗传"时，要认真判断是显性遗传外显不全，或是延迟显性遗传，还是隐性遗传所致；③有的系谱中除先证者外，找不到其他患者，呈散发现象，这时应认真分析是常染色体隐性遗传所致，还是新的基因突变引起。

三、细胞遗传学检查

细胞遗传学检查包括染色体检查和性染色质检查。

（一）染色体检查

染色体检查又称核型分析，是较早应用于遗传病诊断的一种辅助手段，是确诊染色体病的主要方法。近年来，随着显带技术的应用，特别是高分辨显带技术的不断发展，人们能够更加准确地发现和确诊更多的染色体数目异常和结构畸变，并发现新的微小畸变综合征。

染色体检查标本的来源，主要取自外周血、绒毛膜、羊水中胎儿脱落细胞和脐带血、皮肤等各种组织。

染色体检查的指征：①家庭中已有染色体异常或出现多个先天畸形的家庭成员；②习惯性流产的夫妇；③疑为先天愚型的患儿及其父母；④有明显的智力发育障碍、生长迟缓或伴有先天畸形者；⑤有先天性卵巢发育不全综合征或先天性睾丸发育不全综合征

考点提示

染色体检查的指征。

的症状和体征者；⑥女性原发性闭经或不孕、男性不育者；⑦两性内外生殖器畸形者；⑧恶性血液病患者；⑨接触过超允许剂量的射线及有毒化学药物的个体；⑩35岁以上高龄孕妇。

（二）性染色质检查

性染色质检查包括X染色质和Y染色质检查，可作为染色体病检查的一种辅助性手段。主要用于确定胎儿性别、疑为两性畸形或性染色体数目异常的疾病诊断或产前诊断，但确诊仍需依靠染色体检查。

性染色质检查材料来自皮肤、口腔上皮细胞、女性的阴道上皮细胞，也可取自绒毛和羊水中的胎儿脱落细胞等。

四、生化检查

生化检查是以生化手段对机体中的蛋白质、酶及其代谢产物进行定性、定量地分析。该方法特别适用于分子病、遗传性代谢缺陷和免疫缺陷等遗传病的诊断。基因控制着酶的合成，因此基因实际上也控制细胞内一系列生理生化反应。由于基因突变使催化机体代谢反应的某种特定的酶发生缺陷，以致机体代谢反应受阻，其代谢中间产物、底物、终产物或旁路代谢产物发生质和量的变化，因此，检测某些代谢产物，也

可间接地反映酶的变化，从而做出疾病的诊断。例如，苯丙酮尿症患者由于缺乏苯丙氨酸羟化酶，导致患者尿中苯丙酮酸或苯乙酸增加，故测定患者尿中苯丙酮酸或苯乙酸含量可诊断苯丙酮尿症。

目前，临床上主要是对酶活性和代谢产物进行检测，取材以血液和尿液为主。随着对遗传病发病机制认识的深入和检测方法的改进，检测将更加简便、快捷。

五、基因诊断

（一）基因诊断的概念

基因诊断，又称为分子诊断，是利用分子生物学技术直接从基因水平（DNA或RNA）检测基因缺陷，从而诊断遗传病的方法。它和传统的诊断方法主要差别在于直接从基因型推断表现型，特点是可以越过基因产物（酶和蛋白质）直接检测基因结构而作出诊断。这样不仅可以对患者进行检查，还可以在发病前作出诊断，也可以对有遗传病风险的胎儿作出生前诊断。此外基因诊断不受基因表达的时空限制，也不受取材的细胞类型和发病年龄的限制。这一技术还可以从基因水平了解遗传病的遗传异质性，有效地检出携带者，因此已成为遗传病诊断中的主要手段。该项技术不仅适用于遗传病的诊断，而且已扩展到对一些传染性疾病、肿瘤的诊断。

（二）基因诊断的主要技术

基因诊断的基本技术包括核酸分子杂交、聚合酶链反应（PCR）、DNA测序、基因芯片等技术。

1. 核酸分子杂交 核酸分子杂交是从核酸分子混合液中检测特定大小的核酸分子的传统方法。

2. 聚合酶链反应 聚合酶链反应是体外扩增DNA的常用技术，由于PCR灵敏度高、特异性好、操作方便，所以发展很快。

3. DNA测序 DNA测序是指测定DNA的脱氧核苷酸序列（即碱基排列顺序）。利用DNA测序技术可检测基因，确定突变部位与类型，是目前最基本的一种检测基因突变的方法。

4. 基因芯片技术 基因芯片技术是一种高效准确的DNA序列分析技术，是大规模、高通量分子检测技术。可用于大规模筛查由基因突变所引起的疾病，是基因诊断技术中一个新型的强大武器，在遗传病和肿瘤的基因诊断中广泛应用。

通过以上基因诊断技术，已能对苯丙酮尿症、镰形红细胞贫血症、假性肥大型肌营养不良症等数百种遗传病作出诊断。

六、皮纹分析

人体的皮肤由表皮和真皮组成。真皮乳头向表皮突起，构成许多整齐的乳头线称为嵴线，嵴线之间凹陷部分称为沟。皮肤纹理（简称皮纹）是指人的手指和掌面、足趾和跖面的皮嵴线和皮沟走向不同而形成的纹理图形。每个人都有特殊的皮肤纹理，在胚胎的第14周就已形成，出生后定形且终生不变，说明皮纹具有重要的遗传基础。

现可作为遗传病诊断的一种辅助手段和参考。

（一）人类正常皮纹

皮纹中人们研究较多的是指纹和掌纹。

1. 指纹 指纹是指手末节指腹端的皮纹。三叉点是指皮纹中有三组不同走向的峰纹的交汇点。依据指端外侧三叉点的有无和数目可分为三种类型：弓形纹、箕型纹和斗形纹（图6-1）。

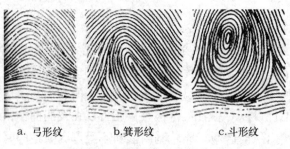

a. 弓形纹   b.箕形纹   c.斗形纹

图 6 – 1 指纹的三种类型

2. 总指峰纹数 从箕形纹或斗形纹的中心点到三叉点画一直线，这条直线跨过的峰纹数目，称为峰纹计数。弓形纹由于没有三叉点，峰纹计数为0；箕形纹有1个三叉点，即有1个峰纹计数；斗形纹有2个三叉点，故有2个峰纹计数，将10个指峰纹数相加即为总指峰纹数（TFRC）

3. 掌纹 手掌中的皮肤纹理称掌纹，比较重要的是轴三叉点（t）与atd角的测量。轴三叉点（t）位于手掌基部的中央，多数人的轴三叉点距腕褶线约1.4cm，但在某些染色体病患者可见t点位置上移近掌心，形成t′点甚至t″点。轴三叉点的位置高度可根据atd角大小计算。atd角即指示指基部的三叉点（a）和小指基部的三叉点（d）与t三叉点连线所构成的夹角。atd角愈小，t点离腕关节褶线愈近；反之，则t点位置愈远。我国正常人atd角平均值为41°，atd角小于45°用t表示；在45°~56°用t′表示；大于56°用t″表示（图6-2）。

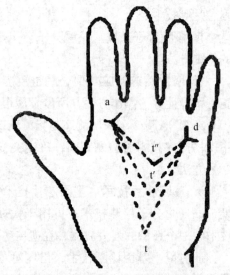

图6-2 轴三叉点（t）及atd角的测量示意图

4. 褶纹 褶纹是指手指和手掌的关节弯曲活动处明显可见的褶线，分别称为指褶纹和掌褶纹，其变化在某些遗传病诊断中有一定价值。一般人手掌中有3条大褶纹：远侧横褶纹、近侧横褶纹和大鱼际褶纹（图6-3）。若远侧横褶纹和近侧横褶纹合为一条，即为通贯手（图6-4）。通贯手在正常人群中的发生率为2%~6%，染色体病

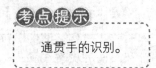

考点提示

通贯手的识别。

患者中的通贯手出现率比正常人群高10~30倍，说明通贯手是一项重要的染色体病辅助诊断指标。

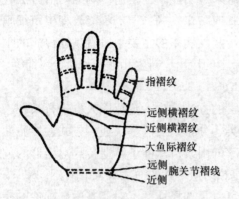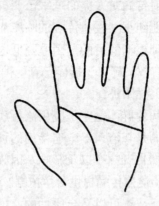

指褶纹

远侧横褶纹
近侧横褶纹
大鱼际褶纹

远侧
近侧
腕关节褶线

图6-3　正常人的手掌褶纹示意图　　　　图6-4　通贯手示意图

（二）常见染色体病患者的皮纹

皮纹变化与某些染色体异常、先天性疾病以及不明原因的综合征有一定相关（表6-1），但它的变化不是特异性的，故只能作为诊断旁证或疾病的初筛，以便进一步确诊。

表6-1　常见染色体病患者的皮肤纹理特征

皮纹特征	正常人群	唐氏综合征	18-三体综合征	13-三体综合征	5P⁻综合征	Turner综合征
指纹中弓形纹多于7个	1%		80%	多见		
指纹中斗形纹多于8个	8%				32	
TFRC数值			低	低		≥200
第五指只有一条褶纹	0.5%	17%	40%			
通贯手（双手）	2%	31%	25%	62%	35%	
三叉点t'	3%	82%				多见

第二节　遗传病的防治

想一想

一对正常夫妇生了一个半乳糖血症的患儿。前来医院进行咨询。

1. 夫妇各自的家庭中皆无此病，这是遗传病吗？

2. 能不能治疗？如何预防？

3. 如果想再生一个健康的孩子，应该怎么办？

4. 如果你是咨询医生该如何处理？

一、遗传病的预防

如今遗传病对人类的危害已变得愈来愈明显，但是遗传病的防治方法有限，有些方法虽然能纠正某些遗传病的临床症状或防止发病，但仍不能改变生殖细胞中的致病基因并达到根治的目的，因此降低遗传病发病率的主要手段就是遗传病的预防。遗传病预防的有效措施有：群体普查、携带者的检出、新生儿筛查和遗传咨询等。

（一）群体普查

遗传病的群体普查是应用流行病学的方法，对一定范围人群进行某种遗传病的筛查。其目的是查清人群中遗传病的种类、分布、发病率、遗传方式、异质性、致病基因频率、携带者频率以及影响基因频率的因素，从而了解遗传病对人群的危害程度，为预防、检测遗传病提供科学依据。是预防遗传病的一项有力措施。

遗传病普查可以是全民性的，也可以是选择性的。对调查中已确诊的病例，应尽早进行治疗，对检出的患者及其家属进行系统登记，并给予婚育指导，以防止和推迟疾病的发生或避免向下一代传递。

群体普查是一项大工程，在目前人力和物力都有限的情况下，普查的病种应是发病率较高、疾病危害较严重、可以治疗、有可靠的筛选方法并适合大规模进行的遗传病。

（二）携带者的检出

携带者是指表型正常但带有致病遗传物质（致病基因或染色体畸变）的个体。广义携带者包括：①隐性致病基因的杂合体；②染色体平衡易位或倒位的个体；③表型正常的延迟显性个体；④显性遗传病中外显不全者。这四种携带者生育后代时，均可能将有害基因传递下去，出现患儿。因此检出携带者是非常必要的，对预防遗传病实现优生有着重要意义。

携带者的检出方法包括临床水平、细胞水平、酶和蛋白质水平、基因水平四大类，必要时还应结合系谱分析法。临床水平主要是从临床表现分析某人可能是携带者，一般只能提供线索，不能准确检出，故已基本弃用；细胞水平主要是染色体检查，多用于平衡易位携带者的检出；酶和蛋白质水平的方法是检测酶和蛋白质的量及活性，适用于一些分子病、遗传性代谢缺陷和免疫缺陷等的检测；基因水平的方法主要是在分子水平即利用DNA或RNA分析技术直接检出致病基因。目前，基因检测方法日益增多，并逐步向简化、快捷、准确的方向发展。

（三）新生儿筛查

新生儿筛查是指在新生儿期针对某些遗传病特别是遗传性代谢缺陷进行的检查，是群体筛查的一种。一般采取脐带血或足跟血进行检测。此方法可在症状出现前进行诊断，及时有效的治疗，能大幅度地减轻病损，是出生后预防和治疗某些遗传病的一种可行、有效的方法。

目前我国主要对苯丙酮尿症、半乳糖血症、葡萄糖-6-磷酸脱氢酶缺乏症和先天性甲状腺功能低下等病进行新生儿筛查。

苯丙酮尿症

苯丙酮尿症主要是由于患者编码苯丙氨酸羟化酶的基因发生突变，导致体内缺乏苯丙氨酸羟化酶，使苯丙氨酸不能转化为酪氨酸而变成苯丙酮酸，苯丙酮酸在血液和脑脊液中积聚，进而影响神经系统，导致智力低下。如能在3个月以内被确诊并开始治疗，常可避免脑损害。6个月发现并治疗，1/3有智力发育不全。

（四）遗传咨询

遗传咨询也称遗传商谈，是指由咨询医生与咨询者就某种遗传病的发病原因、遗传方式、诊断、预防、治疗和亲属与子女再发风险率等问题进行全面系列的讨论和商谈，使咨询者对这种遗传病有全面的了解，并在医生的指导和帮助下以最佳的方案解决问题的全过程。遗传咨询是做好优生优育工作，预防遗传病发生的最主要手段之一。

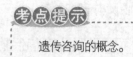
考点提示
遗传咨询的概念。

遗传咨询的主要对象包括：①35岁以上的孕妇。②生育过遗传病或先天畸形的夫妇。③曾有不明原因的习惯流产、死产及新生儿死亡史的孕妇。④不明原因的智力低下者及其血缘亲属。⑤有遗传病家族史的夫妇。⑥有致畸因素接触史的孕妇。⑦有原发性闭经和原因不明的继发性闭经者。⑧夫妻多年不育者。⑨近亲婚配者。⑩有因母子血型不合引起的胆红素脑病致新生儿死亡生育史者。

遗传咨询的内容包括婚前咨询、产前咨询和一般咨询。①婚前咨询：双方或一方家属中的某些遗传病对婚姻的影响及后代的发病风险；男、女双方有一定的亲属关系，能否结婚，若结婚对后代的影响如何？若双方或一方患某种遗传病能否结婚，若结婚，后代的发病风险如何？②产前咨询：夫妇中的一方或家属为遗传病患者，他们的子女患病的可能性多大？曾生产过遗传病患儿，再妊娠是否会生出同样患儿？有致畸因素接触史，是否影响胎儿健康？③一般咨询：确诊某种病是否是遗传病？有遗传病家族史者，该病是否累及本人或后代？习惯流产是否有遗传的原因？有致畸因素接触史是否会影响后代？已诊断的遗传病是否能治疗？后代的再发风险有多大？多年不孕的原因及生育指导等。

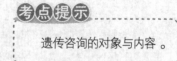
考点提示
遗传咨询的对象与内容。

遗传咨询一般分三个步骤进行：①确诊。确诊是遗传咨询的第一步，也是最基本和最重要的一个步骤。当咨询者前来咨询时，咨询医生应根据咨询者的病史、家族史、婚姻史和生育史来绘制系谱，再通过进一步地临床诊断、染色体检查、生化检查与基因诊断、皮纹分析及辅助性器械检查等方法，明确诊断是否为遗传病，是哪种遗传病，并推算出该病的再发风险。若再发风险为10%以上属于高风险，5%~10%为中度风险，5%以下为低风险。高风险者不宜生育或需做产前诊断；中度风险者，可根据某种遗传病的病情程度予以合理指导；低风险者对其生育可不必劝阻，但也应谨慎。②告知。确诊后，就可告知咨询者该病的发病原因、遗传方式、防治方法及再发风险，并对其提出的婚姻和生育方面的有关问题进行解答。③商谈。根据实际情况给咨询者提供切实可行的建议和各种对策。如可否结婚、能否生育、是否进行产前诊断和选择性人工流产、可否进行人工授精或体外受精–胚胎移植等，在与咨询者反复商讨后由咨询者参考与选择。④随访。随访的目的是为了证实咨询者所提供信息的可靠性，观察咨询效果，或为了降低发病率，追溯患者家庭成员的患病情况，查明携带者。为做好随访工作，咨询医生应建立完备的档案，以便随时查询。

考点提示

遗传病预防的有效措施。

二、遗传病的治疗

目前，对遗传病的治疗通常采用手术疗法、药物疗法和饮食疗法。这三种方法只能改善或矫正患者的临床症状，无法彻底根治。随着分子生物学和医学遗传学的发展，特别是重组DNA技术的应用，使得临床诊断和临床检测技术迅速提高，已进入了基因治疗阶段，为遗传病的根治开辟了广阔前景。

（一）手术治疗

手术治疗即采取切除或修补病变器官，或采用移植器官的方法来治疗某些遗传病。

1. 手术矫正　手术矫正是手术治疗中的主要手段。对遗传病所造成的畸形，进行手术矫正或修补，可达到较好的治疗效果。如切除多指、修补和缝合唇裂、腭裂、矫正先天性心脏畸形，按照两性畸形患者的意愿为其实施生殖器矫正术等。对某些遗传性代谢缺陷，可通过手术的方式调整体内某些物质的生化水平，如对高脂蛋白血症Ⅱ型患者进行回肠—空肠旁路手术后，可减少肠道对胆固醇的吸收，使体内胆固醇水平降低。

　知识链接

胎儿体外矫正——外科治疗的创举

1981年，Golbus等将胎儿自母体取出，施行尿道狭窄修复手术，术后又将胎儿放回子宫获得成功。这一手术是胎儿外科治疗的一个创举。

2. 器官移植　器官移植是利用正常器官替换病损的器官，以达到治疗遗传病目的的一种技术。如胰腺移植用于治疗因胰岛素不足而引起的糖尿病；骨髓移植用于治疗镰形红细胞贫血症、各种先天性免疫缺陷和溶酶体沉积病等。目前最为成功的是肾移植，用此方法可以治疗家族性多囊肾、先天性肾病综合征等遗传病。

（二）药物治疗

药物治疗是通过药物的作用来改善遗传病患者病情的一种方法。其治疗原则是"补其所缺，去其所余"。

1. 补其所缺 大多数的分子病及遗传性代谢缺陷是由于蛋白质或酶的缺陷引起，故补充患者所缺乏的蛋白质、酶或其终产物，常可收到明显效果。如对某些因X染色体异常所引起的女性疾病，可给患者补充雌激素，使第二性征得到发育，也可改善患者的体格发育；糖尿病患者注射胰岛素，可使症状得到明显改善；先天性免疫球蛋白缺乏症患者，可给患者补充丙种球蛋白制剂，使感染次数明显减少，达到治疗效果。但这种补充往往需要终身进行才能维持疗效。

2. 去其所余 对于一些因酶促反应障碍，导致体内贮积过多的代谢产物，可使用各种理化方法将过多的毒物排出或抑制其生成，使患者症状得到明显改善。如肝豆状核变性患者是由于体内铜代谢异常引起，铜在肝细胞和神经细胞中贮积过多，损伤细胞，所以在限制铜摄入的同时，用D-青霉胺促进铜的排出，可以缓解患者症状。家族性胆固醇血症患者口服消胆胺可以降低血中胆固醇的浓度，可收到治疗效果。

考点提示

药物治疗的原则。

（三）饮食疗法

饮食疗法是通过控制饮食来治疗遗传病的一种方法。具有一定的预防性治疗作用。其治疗原则是"禁其所忌，补其所需"。

1. 禁其所忌 对因酶缺乏而造成的底物或中间产物堆积的患者，确定特殊的食谱，以限制底物或中间产物的摄入量，达到治疗的目的。例如苯丙酮尿症患儿，出生时一般无明显症状，但若能早期发现，在出生后3个月内，给予低苯丙氨酸饮食，可以防止患儿神经损伤，促进其智力发展。此外，某些食物或药物可作为诱发因素，如葡萄糖-6-磷酸脱氢酶缺乏者食用蚕豆或伯氨喹类药物后引起溶血性贫血，故这类患者应禁食这类食物或药物。

2. 补其所需 补充因代谢异常而使机体缺乏的某种必需物质。例如抗维生素D性佝偻病患者服用富含维生素D的食物可使体内的血钙增加而促进骨骼发育；给孕妇服用叶酸可以降低神经管缺损患儿发生的概率。

考点提示

饮食治疗的原则。

（四）基因治疗

基因治疗是指运用DNA重组技术，将正常基因导入有缺陷基因患者的细胞中去，使细胞恢复正常功能，从而达到根治遗传病目的的一种临床治疗技术。是治疗遗传病的理想方法。

基因治疗与常规治疗方法不同，一般意义上疾病的治疗针对的是因基因异常而导致的各种症状，而基因治疗针对的是疾病的根源——异常的基因本身。基因治疗可通过以下两条途径实现：一是生殖细胞基因治疗。即将正常基因转移到患者的生殖细胞内，使其发育成正常个体。显然，这是根治遗传病最理想的方法，但会引起遗传物质改变，目前由于伦理、宗教等因素而受到限制。二是体细胞基因治疗。即将正常基因转移到体细胞，使之表达基因产物，达

考点提示

遗传病治疗的理想方法。

到治疗目的，目前正在广泛试验和使用。基因治疗目前在临床上普遍推广尚有困难，还处于实验阶段。

知识链接

🌀 基因治疗——纠正上帝的过失 🌀

1990年9月14日，第一例接受基因治疗的患者是一位4岁小女孩。她患有先天性腺苷脱氨酶（ADA）缺乏症。美国Blaese博士等人成功地将正常人的ADA基因植入ADA缺乏患儿的淋巴细胞内，达到了治疗目的；1991年，我国科学家进行了世界上首例B型血友病患者的基因治疗临床实验。目前已有4名血友病患者接受基因治疗，治疗后体内IX因子浓度上升，出血症状减少，取得了安全有效的治疗效果。

单元小结

遗传病的诊断方法包括遗传病的临床诊断（询问病史、症状和体征）、系谱分析、细胞遗传学检查、生化检查、基因诊断和皮纹分析等。遗传病预防的有效措施包括群体普查、携带者的检出、新生儿筛查和遗传咨询等。遗传病治疗的主要方法有手术疗法、药物疗法、饮食疗法和基因治疗等。

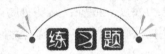

一、单项选择题

1. 系谱分析是确诊哪一类遗传病的遗传方式的方法（　　　）

A. 单基因遗传病　　　　B.多基因遗传病　　　　C.染色体遗传病

D. 线粒体遗传病　　　　E.体细胞遗传病

2. 核型分析，是确诊何种遗传病的主要方法（　　　）

A. 单基因遗传病　　　　B. 多基因遗传病　　　　C. 染色体遗传病

D. 线粒体遗传病　　　　E. 体细胞遗传病

3. 对遗传病的治疗来说，最理想的方法是（　　　）

A. 手术疗法　　　　　B. 药物疗法　　　　　C. 饮食疗法

D.宫内治疗　　　　　E. 基因治疗。

4. 以下不属于基因诊断基本技术的是（　　　）

A. 基因芯片　　　　　B. 皮纹分析　　　　　C. 核酸分子杂交

D. 聚合酶链反应　　　E. DNA测序

二、填空题

1. 遗传病治疗中，饮食治疗的原则是_____、_____；药物治疗的原则是_____、_____。

2. 在遗传病的诊断方法中，病史采集应着重了解患者的_____史、_____史和_____史；细胞遗传学检查是确诊_____遗传病的主要方法。

3. 基因诊断和传统诊断的主要区别在于前者是直接从_____推断_____的诊断技术。

4. 基因治疗的两条途径是_____基因治疗和_____。

三、简答题

1. 简述遗传病预防的有效措施。

2. 何为遗传咨询？哪些人需要遗传咨询？咨询的内容是什么？

（车莉波）

第七单元　影响优生的因素

要点导航

1. 掌握影响优生的遗传因素和环境因素；
2. 熟悉影响优生的营养因素和药物因素；
3. 了解影响优生的心理因素和妊娠合并症及并发症。

"优生"已经成为一项国策，其主要内容是防止出生缺陷的患儿，以达到逐步改善和提高人群遗传素质的目的。当今，随着科学技术的飞速发展，人们的生活条件和生活质量在不断的改善和提高。但在给人们带来许多方便和享受的同时，也污染着环境。环境的污染，为新生命的诞生增加了许多伤害的风险，科学证实，"优生"不但与遗传因素有关，也和环境因素、营养因素、孕期的用药、孕期心理因素和妊娠合并症及并发症有关联。

第一节　遗传因素

远在春秋战国时代，古人就有"男女同性，其生不蕃"的记载。已指出了近亲婚配的危害，在影响优生的诸多因素中，遗传因素为首要因素。关于这些内容在前面有关章节中已有叙述，值得一提的是遗传因素对优生的影响，近年来有逐年增加的趋势，其原因主要是：①病种激增。随着医学遗传学迅猛发展，新的遗传病种不断发现；②风险增高。严重危害人类健康的常见病，如恶性肿瘤、动脉粥样硬化、冠心病、高血压、糖尿病、精神分裂症等，已证实与遗传因素有关。因此，要实现优生就要采取有效措施，预防和控制遗传病的发生。

考点提示

影响优生的首要因素。

第二节　环境因素

想一想

某对夫妇，男方从事装潢装修工作，女方在化肥厂当保管，他们结婚后，曾三次自然流产，第四胎终于保住了，全家欢喜，却生下一个小头、轻体重及多发畸形的先天性缺陷的患儿。

请分析导致这对夫妇孕产异常的原因。

当今，随着科技日新月异的发展，人们的生活条件在不断改善，生活质量在不断提高。但科技发展在给人们带来许多便利的同时，一些环境因素却危害着人的健康，尤其在我国实行计划生育，实行一对夫妇只生一个孩子的情况下，环境因素对优生的影响愈来愈被人们重视。影响优生的环境因素主要包括化学因素、物理因素、生物因素和不良嗜好。

一、化学因素

早在1953年，日本发生了轰动全球的"水俣病事件"，给人类敲响了环境因素对优生影响的警钟。2008年，"苏丹红"、"三鹿奶粉"事件，再次提醒人们认识化学物质对人体健康的危害。目前，发现大约有600多种化学物质可以通过胎盘进入胎儿体内影响胚胎的正常发育。如无机物重金属及化合物、建筑装修材料、食品添加剂、农药、药物等。

（一）无机物重金属及化合物

1. 铅及其化合物　铅及其化合物主要用于电缆、蓄电池、放射性防护材料，以及作为汽车的抗爆剂。铅对环境的污染也十分普遍，如汽车尾气、劣质化妆品、工厂排放的废气等。人体可能通过呼吸、皮肤、饮水等多种途径摄入铅。铅可通过母体随胎盘进入胎儿体内，对神经系统造成损害，使胎儿形成小头畸形，并发育迟缓、智力低下、轻体重等。铅作业女工或男工妻子不孕、自然流产、早产、死产及婴儿死亡率较高。

2. 汞及其化合物　汞是自然界广泛存在的重金属元素，汞主要来源于造纸厂废水中的含汞杀菌剂、医院中的消毒剂升汞等。汞还可以作为塑料生产中的催化剂，仪表、仪器中做填充剂等。在汞化物中的甲基汞毒性最强，可引起精子和卵子畸形，染色体出现结构畸变而导致多发畸形。甲基汞不仅最易通过胎盘，而且可以穿过血脑屏障，进入中枢神经系统，因此对胎儿的毒性作用最大。轰动全球的日本"水俣病"事件就是一个很好的证明。汞作业女工自然流产、早产及妊娠高血压疾病的发生率较高。

知识链接

"水俣病"事件

　　1953年，日本九州南部熊本县水俣镇的某些工厂排出的含甲基汞的废水污染了水俣湾，当地渔民食用被污染的海产品，结果一些孕妇生下的孩子出现小头，视网膜和脉络膜缺损及多发畸形，这就是震惊世界的"水俣病"事件。

（二）化学工业物质

　　1. 二硫化碳　主要用于粘胶纤维、玻璃纸、赛璐玢等化工生产中，长期接触二硫化碳的男性可出现性功能障碍，精子数目减少，精子活动无力及畸形增多，从而引起后代出生缺陷。怀孕女工易发生自然流产、新生儿出生缺陷，如先天性心脏病、腹股沟疝和中枢神经系统缺陷等。

　　2. 多氯联苯　多氯联苯被广泛用于油漆、橡胶、塑料和电器中。多氯联苯对人类是一种致畸物。1968年，在日本就发生了由于多氯联苯污染米糠油而引起1000多人中毒事件。在中毒的13名孕妇中，2例发生死亡，其余11例中，有10名新生儿出现了眼球突出，眼睑红肿，皮肤色素沉着，低体重等症状。

　　3. 汽油　汽油广泛用于工业及生活中，作为溶剂和燃料。汽油主要作用于中枢神经系统，可通过胎盘进入胎儿体内，引起胎儿损伤。

　　此外，氯乙烯、苯乙烯及氯丁二烯等化学工业物质均可对生殖细胞及胚胎产生毒性作用。

（三）建筑装修材料

　　1. 甲醛　甲醛主要来源于各种人造板材、家具以及油漆涂料中，也存在于化妆品、清洁剂、杀虫剂、消毒剂、防腐剂、印刷油墨、纸张、纺织纤维等产品中。已经被世界卫生组织确定为致畸和致癌物质。甲醛会引起妊娠综合征、新生儿染色体异常，最终造成胎儿发育畸形、流产、胎儿脑部发育受损和先天性心脏病等先天缺陷。

　　2. 其他物质　苯及其化合物，主要来自涂料、油漆、黏合剂中。主要影响造血系统、神经系统，对呼吸道和皮肤有刺激作用。氨主要来自水泥、砖沙、大理石、瓷砖等中。可诱发肺癌、白血病。氡主要来自水泥、砖石、花岗石、瓷砖、洁具中，能引起肺癌，是仅次于吸烟引起肺癌的第二大致癌物质。

（四）农药

　　随着科技不断发展，农药的种类愈来愈多，也被广泛应用于各种农作物及蔬菜、瓜果上，提高了农作物的产量，给农民带来了效益，但残留在农作物及蔬菜、瓜果中的农药，随食物进入人体后，可通过胎盘对胎儿产生危害。目前可知30多种农药对胚胎有毒性作用。

　　1. 有机氯农药　在有机氯农药中，二氯二苯三氯乙烷（DDT）和六氯环己烷（六六六）

是我国应用最广、用量最大的品种，由于其稳定性，不易分解，可长期残留在土壤或人畜体内。可通过胎盘进入胎儿体内引起早产、低体重儿及出生缺陷或新生儿窒息。

2. 有机磷农药　有机磷农药是一种很重要的杀虫剂，广泛用于农作物及蔬菜和瓜果上。残留在农作物及蔬菜和瓜果上的有机磷农药，进入体内可抑制胆碱酯酶的活性，影响神经系统正常发育，进而引起神经系统功能紊乱。

3. 2.4.5-三氯苯氧乙酸（2.4.5-T）　该药是一种除草剂，可使先天性腭裂、脊柱裂的患儿增多。

鉴于多种农药对人类均有致畸影响，因此在妊娠期和哺乳期的妇女应尽量避免接触农药。进食蔬菜、瓜果必须浸泡冲洗干净，有条件者应进食绿色食品。

（五）食品添加剂

食品添加剂就是加入食品中的天然或者化学合成物质，其目的是为了改善食品品质、色香味、防腐和满足加工工艺的需要。目前，我国有20多类，近1000种食品添加剂，如酸度调节剂、甜味剂、漂白剂、着色剂、乳化剂、稳定剂、增稠剂、防腐剂、助鲜剂、膨松剂、保湿剂、抗氧化剂、食物色素等等。在食品添加剂中化学合成的食品添加剂大都有一定的毒性，如食用过多，对人体有害。目前已证实常用在食品及肉类腌制品中的发色剂硝酸盐，它在一定的酸性条件下生成亚硝酸盐，亚硝酸盐是一类很强的致癌物质，有的甚至可通过胎盘或乳汁影响下一代。

> **考点提示**
>
> 影响优生的化学因素。

二、物理因素

影响胎儿致畸的物理因素主要是电离辐射、非电离辐射、噪声、高温等。

（一）电离辐射

电离辐射是指能引起物质电离的辐射，它包括X射线、α、β、γ射线以及电子、中子等粒子的放射线。电离辐射可影响DNA分子，导致胚胎、胎儿的染色体异常或基因突变，重者引起胚胎死亡，导致不孕、流产；轻者智力低下、生长迟缓或畸形。影响或损害的程度取决于受照剂量和受照时胚胎发育时期以及个体对辐射的敏感性。妊娠前3个月的危险比妊娠中晚期大。目前认为对胎儿的照射剂量达到50~100格雷（Gy）以上才会对胎儿构成危害。多数诊断性照射远低于该值，但妊娠早期的孕妇还应尽量避免X射线的检查，尤其对下腹部及盆腔部检查。如接受过大剂量或多次小量X射线检查或治疗的妇女，4~5个月内应避免怀孕。因为大剂量电离辐射可引起染色体异常，长期小剂量电离辐射也可引起基因突变。

（二）非电离辐射

非电离辐射主要以电磁场的形式存在，由于电磁场的传播有波的性质，又称电磁波。主要包括紫外线、红外线、可视线、微波、射频辐射等。目前，电磁波已被广泛应用，进入各家各户，如手机、电脑、电视、冰箱、微波炉和电磁炉等。

电磁辐射只有在超过一定强度（即安全卫生标准限值）后，才对人体产生负面效应，对人体构成威胁。据1998年世界卫生组织调查显示，电磁辐射"不仅是造成孕妇流产、不育、畸胎等病变的诱发因素"，而且是"心血管病、白内障、糖尿病、癌症的主要诱因"，还对"人体生殖系统、神经系统和免疫系统造成直接伤害"。因此孕妇在怀孕期间尽量远离电脑、电视、电磁炉、微波炉，少接打电话。

 知识链接

◎ 生活小常识 ◎

各种家用电器、移动电话、电脑等应尽量避免长时间操作，对各种电器的使用，应保持一定的安全距离。如眼睛离电视荧光屏的距离一般为荧光屏的5倍左右；微波炉开启后应离开1米远；手机在使用时，应尽量使头部与手机天线的距离远一些，最好使用分离耳机，手机接通瞬间释放的电磁辐射最大，为此，最好在手机响一两秒后接听。

（三）高温

临床研究表明，高温对人有致畸作用。早期胚胎在高温环境里极易受到伤害，特别是胎儿的神经系统最易受损，引起神经管缺损，小头、小眼、唇裂、腭裂等畸形。严重者引起流产、死产。高温常见于感染后的高烧、高温蒸气浴（桑拿浴）、接触电热器等。因此，孕期应避免高温蒸气浴。

（四）噪声

噪声对人体健康的影响愈来愈受到人们的重视，30~40分贝视为正常，70分贝以上可使人烦躁不安，情绪恶劣，孕妇内分泌失调，100分贝左右的噪声有可能导致孕妇流产、早产、死产和难产，引起妊娠合并症和妊娠高血压综合征。有研究表明，高分贝的噪声可导致胎儿听觉直接受损，造成先天性耳聋。

（五）振动

振动同样对人体形成危害，振动强度愈大，频率愈高，对人体危害愈大。全身振动会造成妊娠高血压综合征，分娩宫缩无力，胎儿宫内窒息，甚至流产孕妇应限制作业时间，必要时暂时脱离振动岗位。

 考点提示

影响优生的物理因素。

三、生物因素

影响优生的生物因素主要指病原体感染。常见的有风疹病毒、弓形虫、巨细胞病毒、单纯疱疹病毒、梅毒螺旋体等。这些微生物感染孕妇后可通过胎盘屏障或子宫颈管感染胎儿，造成正处于发育期间的胎儿不同程度的损害。

（一）风疹病毒感染

风疹是风疹病毒引起的急性传染病，是造成先天性畸形的主要原因。风疹病毒可通过胎盘感染胎儿，除引起自然流产、早产、死产外，还可导致心脏畸形、白内障、耳聋等，也可能影响神经系统等其他系统。1964年在澳大利亚发生的风疹大流行及

1964年美国风疹大流行均导致了先天性风疹畸形儿出生。

（二）弓形虫感染

弓形虫病是一种人畜共患的寄生虫病。多是因为孕妇食用了含包囊的生肉，或者吸入了受染动物（如猫、狗等）排出的卵囊所致。弓形虫感染孕妇后，可通过胎盘感染胎儿，常常会出现流产、早产、死产，以及无脑儿、脑积水、小头、小眼、先天痴呆、先天性耳聋、脉络膜视网膜炎等多种出生缺陷。

（三）巨细胞病毒

巨细胞病毒普遍存在于血、咽喉、阴道分泌物、精液、乳汁中，系常见宫内感染的病毒。母体感染后随血流通过胎盘感染胎儿，也可能通过产道及哺乳等感染婴儿，对中枢神经系统影响最为严重，常出现脑积水、小头、视网膜脉络膜炎以及智力障碍，还可引起唇裂、腭裂、血小板减少、耳聋等。

（四）单纯疱疹病毒

单纯疱疹病毒有两种血清型：HSY-I型和HSY-II型。HSY-I称口型，较少感染胎儿。HSY-II称生殖器型，主要通过性传播，引起生殖器疱疹。孕妇感染后，可通过胎盘感染和产道感染传给胎儿。胎儿感染后死亡率高，幸存者常留后遗症。如小头、小眼、视网膜脉络膜炎、脑积水、脑软化及智力障碍。

此外，乙肝病毒、结核杆菌、先天梅毒、麻疹病毒以及支原体、衣原体等感染也可能导致胎儿出生缺陷。总之不论是哪一种病原体感染，急性感染期皆不宜受孕，应积极采取措施治疗，治疗正常后再妊娠，不会影响到胎儿或婴儿。

四、不良嗜好

人类生活中的一些不良嗜好，如吸烟、酗酒、吸毒、喝浓咖啡等，均对胎儿有很大的影响。

（一）吸烟

男女双方吸烟，均影响胎儿的正常发育，已成为不争的事实。男性吸烟可导致精子异常，进而影响胚胎发育，发生先天缺陷的婴儿增多。孕妇吸烟致使体内慢性缺氧、血管僵硬，引起胎盘早剥或胎盘前置，还可能造成妊娠高血压、早产、胎膜早破；吸烟还可引起血管痉挛，子宫血流量减少，造成胎盘的血流障碍，导致胎儿缺氧、畸形，出生小于胎龄儿、低体重儿、婴儿猝死综合征，患先天性心脏病的危险度增加。所以应劝告孕妇切勿吸烟，并且避免置于烟雾缭绕的生活和工作环境中，成为被动吸烟者。

（二）酗酒

酒精是引起胎儿畸形的重要因素。早在20世纪70年代国外学者琼斯首先提出"胎儿酒精综合征"，后来被国内外的研究者所证实。"胎儿酒精综合征"是一种包括胎儿智能发育障碍、身体发育障碍及先天性畸形发生率增加为特征的综合征。其临床表现为小头畸形、智力低下、低体重儿、心血管、肾脏、生殖等器官畸形；前额突起、小眼球、斜视、小下颚、短鼻梁、唇裂等面部畸形；先天性免疫功能缺陷，抗病能力差。严重的会引起流产、早产、难产和死胎等。孕妇应绝对戒酒。

（三）吸毒

我国现有的毒品种类较多，常见的有海洛因、大麻、可卡因、摇头丸等。对海洛因有瘾的女性妊娠后，可能导致胎儿对海洛因上瘾，新生儿出现戒断综合征的概率有30%~90%；孕妇过量吸食大麻，出现低体重儿的概率较高；可卡因会引起胎盘和子宫血管收缩，减少氧的运送，造成胎儿发育迟缓；摇头丸是作用最强的兴奋药，可增加死胎和早产率，出现小样新生儿，表现出昏睡、呼吸窘迫等症状，日后还会产生情绪和运动协调障碍。

（四）咖啡因

咖啡因存在于人们饮用的可乐、咖啡、茶等中，咖啡因是中枢神经的兴奋剂，是妊娠初期流产的重要因素，还可导致小儿体质虚弱、动作发育迟缓。孕妇应避免饮浓茶、浓咖啡。

> **考点提示**
>
> 不良嗜好对优生的影响。

第三节 营养因素

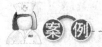

想一想

有一妇女，初次妊娠，夫妇俩缺乏优生的有关营养知识，前来医院咨询。

如果你是咨询医生，你如何帮助其制定孕期营养？

营养是保证胎儿正常生长发育的物质基础。如果孕期营养不足，除影响胎儿的正常发育外，还可能导致不同程度的畸形。不过，营养因素是影响优生的众多因素中最好控制的一个。某些遗传缺陷可通过补充营养来达到补偿，在遗传因素未改变的前提下，使后代得到更好的生长发育。

一、营养对生殖功能及生殖细胞的影响

合理的膳食有助于两性生殖细胞的正常发育。孕前夫妇营养不足会影响精子和卵子的质量，受孕后会直接影响胎儿的发育。许多研究表明，缺锌可造成精子数量的减少，缺碘可影响睾酮的分泌，进而影响精子的生成，而缺乏叶酸可导致多个发育阶段中生殖细胞数量的进行性减少。

二、营养对胎儿生长发育的影响

孕期膳食的质量与胎儿生长发育有直接的关系。孕早期是胚胎分化时期，此时胚胎生长速度相对缓慢，需要数量较少，但对营养的质量要求较高，若此时营养质量跟不上，将因蛋白质、核酸合成障碍使细胞分裂、分化受阻，导致构成器官的细胞数目

减少而出现畸形，甚至发生流产。妊娠中晚期，胎儿处于快速生长期，营养素需求量增大，若孕妇营养不足可引起胎儿宫内发育迟缓，出生时体重轻、早产或死产等。营养不足对胎儿的影响与营养缺乏的严重程度及持续时间有关，长期营养摄入不足将影响胎儿的组织结构和功能。所以孕期全面合理的营养对胎儿生长发育，防止出生缺陷至关重要。

三、孕期的营养需求

孕期孕妇所摄取的营养物质，不仅要满足自身正常的生理需求，还需满足身体乳房、子宫、胎盘及胎儿发育的需求，且要为分娩、哺乳储备一定的必需物质，可见，孕期孕妇营养不良，不仅影响自身的健康，还会影响胎儿的生长发育，严重营养不足还可引起流产、早产等。

（一）蛋白质

蛋白质是构成人体组织细胞的主要成分。营养学家推荐，成人每日摄取量为80g，孕妇还需要供胎儿的需求，为此，孕妇在妊娠4~6个月应每日增加15g的蛋白质，7~9个月每日应增加25g。若孕期蛋白质摄入量不足，将使细胞增殖、分化受阻，导致胎儿生长发育迟缓、体重偏轻，智力发育障碍。同时，可使孕妇出现妊娠高血压综合征，增加滞产和产后出血的可能性，并使产后恢复迟缓，乳汁稀少。优质蛋白质的来源主要是蛋类、鱼类、肉类、乳类和豆类等。目前，市场上各种蛋白质营养品种类繁多，购买时应选择必需氨基酸种类齐全并含量高的品种。

知识链接

♋ 人体必须氨基酸 ♋

组成蛋白质的基本单位是氨基酸。可分为必需氨基酸和非必需氨基酸。必需氨基酸是指人体不能合成必须由食物蛋白供给。共有8种即赖氨酸、色氨酸、苯丙氨酸、蛋氨酸、苏氨酸、异亮氨酸、亮氨酸、缬氨酸。非必需氨基酸是指人体自身能够合成，也可不从食物中获取的氨基酸。所以，营养品质量的高低关键取决于该营养品中必需氨基酸的种类是否齐全及含量的多少。

（二）糖类

正常人每日糖类需要量为300~500g。从事重体力劳动者、孕妇及运动量大的人需要量相对多一些，轻体力劳动者及运动量少的人需要量相对少些。

糖类的主要功能是氧化供能，其次是构成组织细胞的成分。孕期孕妇摄取的糖类过多或过少，都会影响胎儿的正常发育。糖类主要来源于谷物、薯类等食物中。

（三）脂类

脂类除了储能和供能外，还能提供胎儿正常发育所需的必需脂肪酸，以及在脑、心、肝、肾等器官分化、发育过程中，供给新细胞合成所必需的磷脂、糖脂及胆固醇。妊娠期若缺乏脂类，将影响脂溶性维生素的吸收，推迟胎儿脑部细胞的增殖。缺乏必需脂肪酸可引起生长迟缓以及肾脏、肝脏、神经和视觉方面多种疾病。孕期脂类需要量每日约60g，其中植物油6~12g，必需脂肪酸3g。含必需脂肪酸丰富的食品主要存在于植物油、花生、核桃和芝麻等。

知识链接

❂ 人体必需脂肪酸 ❂

　　必需脂肪酸是人体维持机体正常代谢不可缺少而自身又不能合成，必须通过食物供给的脂肪酸。主要包括亚油酸、亚麻酸和花生四烯酸。

（四）热量

　　热量主要来源于糖类（占60%~70%），其次是脂肪（20%~25%）和蛋白质（12%~14%）。正常成人女性每日热量需要量为7980~8820KJ。孕早期，胎儿生长速度较慢，需要增加的热量不多，每日只需增加热量209KJ,随着妊娠月份的增加，对热量和各种营养物质的需要急剧增加，每日需增加热量1255KJ。孕期摄入的热量与婴儿出生体重密切相关，若摄入热量不足，妊娠中、晚期体重每月增加不足1kg的孕妇，有可能分娩低体重儿或引起产科并发症。反之，若热量摄入过多，妊娠5个月后体重平均每周增加超过0.5kg者，可致巨大儿，易引起难产。

（五）无机盐

　　1. 钙　钙是人体骨骼和牙齿的主要组成部分。若母体缺钙严重或时间过长，则胎儿骨骼钙化和生长发育将不能正常进行，可引起先天性佝偻病。孕妇每日钙的摄入量为1.5g。膳食中含钙的食物以牛奶及奶制品最佳，且易于被人体吸收。虾皮、虾米、海带、紫菜等海产品以及黑木耳、芝麻酱等含钙均较高。小白菜、茴香菜、油菜、空心菜也是钙的主要来源。

　　2. 铁　铁是血红蛋白的主要成分，还是许多酶的组成成分，胎儿从母体获得的铁除了满足本身造血、肌肉组织需要外，还要储存在肝脏内，满足出生后4个月的需要。如果孕妇缺铁，易发生缺铁性贫血。即使在这种情况下，胎儿仍能自母体获得其生长发育所需要的铁，只是体内储存减少，出生后易出现缺铁性贫血。孕妇每日的摄入量以28mg为宜。含铁较多的食物有动物的肝脏、蛋黄、瘦肉以及绿色蔬菜。

　　3. 锌　锌是许多重要酶的组成成分，在核酸和蛋白质代谢中起重要作用。动物实验和人体观察均发现妊娠期缺锌可导致下一代畸形。人类缺锌可累及多个器官，导致各种畸形，如神经管缺损、眼小或无眼、室间隔缺损、尿道下裂等。血锌低的孕妇常伴有产程异常、新生儿低体重、早产或过期妊娠等并发症。孕期锌每日的摄入量以20mg为宜。含锌高的食物主要是动物性食品，如动物肝脏、肉类、鱼类、海产品，尤其以牡蛎中含锌最高。

　　4. 碘　碘是合成甲状腺素的重要成分，甲状腺素能促进蛋白质的生物合成，促进胎儿的生长发育。妊娠早期缺碘是引起先天性克汀病的主要原因，该病主要表现为智力低下，躯体及性腺素发育差，严重者出现耳聋或白痴。妊娠早期缺碘还可引起胎儿内耳发育不良，损害出生后的听力。碘的每日摄入量约为175μg。海产品含碘最为丰富，动物性食物含碘也较多。

（六）维生素

维生素是维持机体正常生理功能不可缺少的一类营养素，由于维生素在体内不能合成或合成不足，因此必须从膳食中获取，孕期要增加维生素的需要量。

1. 维生素A 妊娠期母体内的细胞组织的增加和物质储备，以及胎儿的正常发育，都需要大量的维生素A。孕期如缺乏维生素A，胎儿可能出现失明、无眼及小头畸形，还可导致泌尿生殖道病变、心肺病变及膈疝等。孕期每日维生素A的摄入量以1mg为宜。维生素A仅存在于动物性食物中，如动物肝脏、蛋黄、乳汁等。有色蔬菜如胡萝卜，含类胡萝卜素，在小肠内可转换为维生素A。

2. 维生素D 维生素D能促进钙、磷的吸收，对骨骼的钙化起着重要作用。孕期维生素D缺乏，可导致孕妇骨质软化症及新生儿低钙血症和先天性佝偻病。维生素D摄入量过高也可导致新生儿高钙症及骨质硬化，孕期使用维生素D制剂补钙应慎重。孕期每日维生素D摄入量以10μg为宜。动物肝脏、鱼肝油和蛋类含维生素D丰富。此外，日照皮肤也是获取维生素D的重要途径。

3. 维生素C 维生素C为结缔组织及一切非上皮组织细胞间粘结所必需的。孕妇维生素C摄入不足，可能出现流产、早产。孕期每日维生素C摄入量以100mg为宜。维生素C广泛存在于新鲜蔬菜和水果中，绿色蔬菜、西红柿、红辣椒、鲜枣及酸性水果含量尤为丰富。缺乏维生素C不仅影响胚胎发育，而且胎儿出生后易引起坏血病。

4. 维生素B_1 维生素B_1与机体的糖代谢有关，能促进食欲，帮助消化、促进生长，并能保护神经系统和心脏功能。孕妇缺乏维生素B_1，可导致新生儿出现先天性脚气病，严重者引起死亡。孕妇每日维生素B_1摄入量以1.8mg为宜。麦麸、米糠、酵母、豆类及瘦肉中维生素B_1较多。

5. 叶酸 研究证明，叶酸对人类正常胚胎细胞分裂和生长发育十分重要，可促进神经管的正常发育。叶酸缺乏可引起流产、死亡、胚胎早剥、畸胎、脑发育不良及神经管畸形（主要包括无脑儿和脊柱裂）等。各种深绿色蔬菜、肝、肾、酵母等食物是叶酸的主要来源。

6. 维生素B_{12} 维生素B_{12}对于DNA的合成起重要作用。它可以增加叶酸的作用，促进细胞的发育和成熟。孕期维生素B_{12}摄入不足可引起未成熟儿及死亡增多。孕妇每日维生素B_{12}摄入量以3mg为宜。动物性食品中，肝、肾、肉类中维生素B_{12}含量丰富。

7. 其他维生素 其他维生素对胎儿的发育也有一定的影响，如孕期维生素E缺乏可能导致新生儿贫血和水肿；维生素B_2缺乏可引起胎儿畸形；维生素B_6对预防唇裂、腭裂的发生具有明显作用。孕妇每日维生素E摄

考点提示

孕前和孕期应补充哪些营养物质？

入量以 1.2mg、维生素B_1以1.8mg、维生素B_2以1.8mg、维生素B_6以2.5mg为宜。

 知识链接

叶酸与神经管畸形

我国是世界上神经管畸形高发国家，发生率占世界的四分之一，临床研究表明，在受孕前给予含叶酸的营养补充剂进行干预，能有效和明显的降低婴儿神经管畸形（脊柱裂和无脑儿）的发生，如果以前生过患神经管畸形孩子的妇女，当她再次怀孕前给以大剂量叶酸（4mg/d），能有效地预防下一个孩子发生神经管畸形。卫生部已建议所有育龄妇女从计划妊娠时起至孕后三个月，应每日服用0.4mg叶酸增补剂以预防新生儿先天性神经管畸形的发生。

第四节　孕妇用药对胎儿的影响

过去一向认为胎盘是胎儿的自然屏障，任何药物都不能通过胎盘进入胎儿体内，胎盘可以保护胎儿不受药物影响。自发生"反应停"事件后，人们对胎盘是"天然屏障"的观点提出疑问。现在认为基本上所有的药物都可以不同程度地通过胎盘，虽然有些药物对孕妇起治疗作用，但对胎儿可能会造成中毒或引起畸形。一般来说，胎儿越小，所受危害越大，尤其是妊娠前三个月对药物更为敏感。此外，胚胎各器官分化形成的时间不同，药物引起的畸形也不相同。如受孕21~40天，心脏最易受影响，随后四肢及眼睛，神经系统的易感期最长，为受精后的第20天至胎儿娩出。所以孕妇务必慎重用药，尤其妊娠前三个月。现已证明对胎儿有致畸作用的药物及其致畸表现见下表（表7-1）。

表7-1　具致有畸作用的药物及其致畸形现

药物种类	药物名称	畸形表现
抗癌药	甲氨蝶呤	无脑畸形、脑膜膨出、脑积水、腭裂、流产、死胎
	苯丁酸氨芥	肾、输尿管缺损
	6-巯基嘌呤	脑积水、脑膜膨出、唇裂、腭裂
	白消安	多发畸形
激素	环磷酰胺	四肢及外耳缺损、唇裂、腭裂、小眼、卵巢发育不全
	己烯雌酚	女婴男性化、男婴女性化、女孩阴道腺癌、男孩尿道异常
	睾酮	女婴男性化、阴蒂肥大、阴唇愈合、子宫阴道发育不全
	黄体酮	女婴男性化
	可的松	腭裂、心脏畸形、无脑畸形、免疫功能下降、胸腺发育不全
抗生素	避孕药	脑积水、脑膜膨出
	四环素	手指畸形、心脏畸形、颅内压增高、先天性白内障、牙本质及牙釉质发育不全、骨发育不全
	红霉素	肝脏损伤
	卡那霉素	先天性耳聋
	链霉素	先天性耳聋、小鼻、多发性骨畸形
	氯霉素	肝损伤、灰色综合征、死胎
	长效磺胺	新生儿高胆红素血症、器官畸形
镇静	利眠灵	唇裂、腭裂、发育迟缓

续表

药物种类	药物名称	畸形表现
安眠药	地西泮 冬眠灵	多发畸形、核黄疸 胎儿视网膜病变
抗过敏药	安尔敏 氯苯那敏 美克洛嗪 苯海拉明	肢体缺损、腭裂、黄疸、新生儿呼吸抑制、死胎
抗疟药	乙胺嘧啶 奎宁 氯喹	脑积水、视网膜病变、四肢缺陷、血小板减少、 耳聋、死胎
兴奋剂	苯丙胺 丙咪嗪 咖啡因	脑积水、足或肢畸形、腭裂 短肢 唇裂、腭裂
抗癫痫药	苯妥英钠 扑痫酮	先天性心脏病、腭裂、唇裂、多指（趾）畸形 唇裂、腭裂、多指（趾）畸形
抗血栓药	双香豆素	软骨发育不全、脑出血、胎盘早剥、死胎
解热药	阿司匹林	新生儿出血、畸形、宫内发育迟缓
降血糖药	氯磺丙脲 甲苯磺丁脲 苯乙双胍	新生儿血糖过低、死亡 新生儿血糖过低 乳酸中毒
胃肠药	颠茄 氢氯化镁	畸形（特别与眼、耳缺陷有关） 危及胎儿的神经和神经肌肉系统

 知识链接

❀ 震惊世界的"反应停"事件 ❀

　　1961年德国发明一种新药叫"反应停"，治疗妊娠呕吐效果很好。该药投产后风靡一时，很快被多个国家引进。不幸的是：在风行此药的国家出现服用过此药的很多孕妇分娩出无肢体、短肢体、面部类似海豹样的畸形儿，故名"海豹症"。

第五节　孕期心理因素对胎儿的影响

　　健康与心理行为活动密切相关，不良心理行为可以影响疾病的发生、发展过程。孕妇在妊娠期的心理、行为、情绪变化都会波及到胎儿。有研究表明，母亲孕期不良的情绪状况，如猜疑、焦虑、恐慌、紧张、悲伤、忧虑、抑郁、狂躁等，都能使胎儿生活环境发生变化，影响胎儿营养的摄取、激素的分泌和血液的化学成分而出现不良妊娠结局，导致胎儿畸形、早产等。如妊娠7~10周，孕妇情绪极度紧张，肾上腺素分泌增多，可能引起唇裂、腭裂等的发生；长期忧郁的孕妇，将对胎儿下丘脑造成不良影响，引起

考点提示

怎样的情绪对优生有利？

以后精神异常的发生率增加。而愉快乐观的精神，会使血液中增加有利于健康发育的化学物质，胎儿便发育正常，分娩时也较顺利。

第六节　妊娠合并症及并发症对胎儿的影响

胎儿的正常生长发育除了取决于遗传因素、环境因素、营养因素之外，还与母体在妊娠期甚至妊娠前的健康状况有关，母体在妊娠期患病可直接或间接地影响胎儿的生长发育，导致胎儿宫内生长发育迟缓，甚至畸形。

一、妊娠合并症

妊娠合并症是指在妊娠之前或妊娠期间发生的非妊娠所引起的疾病。凡年轻妇女易患的疾病，妊娠期间均可发生，最常见的有妊娠合并贫血、心脏病、高血压、糖尿病等。

1. 妊娠合并贫血　贫血是妊娠期常见的一种合并症。由妊娠时的生理性变化引起，妊娠后血液发生了明显变换，即血浆增加多于红细胞增加，出现血液稀释现象，又称生殖性贫血。轻度贫血对胎儿无明显影响，严重者可引起胎儿宫内发育迟缓、流产、早产、低体重儿，甚至胎死宫内。

2. 妊娠合并心脏病　妊娠合并心脏病是产科严重的合并症，目前仍是孕妇死亡的主要原因。因妊娠子宫增大，血容量增多，加重了心脏负担，可能导致心脏衰竭。同时，由于胎儿长期慢性缺氧，导致胎儿宫内发育不良和胎儿窘迫。心脏病患者能否安全渡过妊娠、分娩，取决于心脏功能，故对此病必须高度重视，如有危险必须马上终止妊娠。

3. 妊娠合并高血压病　患有高血压病的妇女是否适合妊娠，这要视患者的病情而定。如早期或轻度高血压病患者可以妊娠，但必须加强监护。对重度高血压病患者，如妊娠早期就出现蛋白尿的患者，应劝其终止妊娠，因为到中、晚期很容易发生妊娠高血压病，导致子宫胎盘供血不足，引起宫内胎儿缺氧，造成胎儿发育迟缓，早产甚至死胎、死产等。高龄初产妇妊娠早期应常规进行妊高症预测，孕中、晚期要加强血压、尿蛋白的检查。

4. 妊娠合并糖尿病　糖尿病对妊娠的影响，取决于病情的严重程度以及血糖程度。糖尿病不但引起胎儿心血管畸形、神经管缺陷、泌尿生殖、消化等系统多发畸形，还可出现巨大儿，并常因呼吸窘迫综合征而发生新生儿死亡。轻度糖尿病患者，妊娠后必须做好监护。重度糖尿病患者，应建议最好不要妊娠。一旦妊娠，随时监护。如有危险，终止妊娠。

二、妊娠并发症

妊娠并发症是指妊娠或分娩过程中发生的异常情况。这些并发症有些会危及胎儿，有些因对母体有影响而波及胎儿。常见的妊娠并发症有胎儿窘迫、早剥、脐带脱垂、羊水栓塞等。

1. 胎儿窘迫　胎儿窘迫是胎儿在宫内由于缺氧引起的，所以直接危及胎儿。有些胎儿窘迫是发生在分娩期，一般是由于脐带打结或绕颈等，使子宫长时间处于强烈收缩以及产妇处于低血压、休克等引起。这类病症又称急性胎儿窘迫，还有些胎儿窘迫发生在妊娠末期，一般多因胎儿因素或孕妇胎盘功能不全所致，这类又称慢性胎儿窘迫。总之，不论哪一类，只要胎儿在宫内缺氧时间过长，可留下各种后遗症，如脑瘫、抽搐、智力低下等。严重者导致胎儿死亡。

2. 妊娠晚期出血　造成妊娠晚期出血的疾病有胎盘早剥和前置胎盘。①胎盘早剥。胎盘早剥是妊娠晚期严重并发症，具有起病急、进展快的特点。造成出血而引起胎儿畸形缺氧，使胎儿窘迫死亡或早产等。②前置胎盘。前置胎盘是妊娠晚期严重并发症，也是妊娠晚期出血最常见原因。前置胎盘出血可导致胎儿窘迫，甚至缺氧死亡。

3. 脐带脱垂　脐带脱垂往往是突发性的，脐带受到胎儿先露部位的压迫，而发生胎儿血液循环障碍。所以直接危及胎儿的生命，甚至可在瞬间死亡。

4. 妊娠高血压疾病　妊娠高血压疾病是妊娠期特有的疾病，分娩后随之消失。此病全身小血管痉挛，各系统脏器血液灌流减少，不仅危及母体，而且会波及到胎儿，甚至造成母体和胎儿死亡，所以严重妊娠高血压疾病的孕妇，必须坚持住院治疗，以减低对母体和胎儿的危害。

单元小结

影响优生的因素很多，主要涉及遗传因素、环境因素和营养因素三个方面。遗传因素是影响优生的首要因素；环境因素是影响胎儿生长发育的环境条件，包括化学因素、物理因素、生物因素和不良嗜好。在环境因素中，化学因素对优生的影响愈来愈受到人们的关注；营养因素是胎儿正常生长发育的物质保证。以上三个方面，无论哪一方面出现问题都会影响到胎儿的正常生长发育，严重者将会引起胎儿畸形甚至流产。

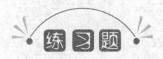

一、单项选择题

1. 影响优生的物理因素中下列哪种属于电离辐射（　　　）

A. X射线　　　B. 电视　　　C. 手机　　　D. 微波炉

E. 电脑

2. 日本"水俣病"由下列哪种物质引起（　　　）

A. 甲醛　　　B. 甲基汞　　　C. 汽油　　　D. 2.4.5–三氯苯氧乙酸

E. 亚硝酸盐

3.妊娠时起至孕后三个月缺何种维生素会导致神经管畸形（　　　）

A. 维生素A　　　　　　　　B. 维生素B$_1$　　C. 维生素C　　　D. 叶酸

E. 维生素D

4.下列哪些因素不属于影响优生的生物因素（　　　）

A. 风疹病毒　　B. 弓形虫　　　　　　　C.巨细胞病毒

D. 单纯疱疹病毒　　　　　　　　　　　　　E. 噪声

二、填空题

1. 在影响优生的诸多因素中_____为首要因素。

2. 影响优生的环境因素主要包括_____、_____、_____和_____。

3. 过去一向认为胎盘是胎儿的自然屏障，任何药物都不能通过胎盘进入胎儿体内，自发生_____事件后，人们对胎盘是"天然屏障"的观点提出疑问。

4. 造成妊娠晚期出血的疾病有_____和_____。

三、简答题

1. 简述影响优生的因素。

2. 哪些不良嗜好会对胎儿有影响?

（车莉波）

优生优育措施

要点导航

1. 掌握婚前期、孕前期和孕期优生优育咨询的主要内容；
2. 熟悉分娩期、哺乳期和孩童期优生优育咨询的主要内容；
3. 熟悉产前诊断的概念及对象；
4. 了解产前诊断的方法。

从遗传病的发病率来看，有20%～25%的人患遗传病或与遗传相关的疾病。随着科学技术的进步，医疗水平的提高，已发现的遗传病，据1993年统计为6457种，至1994年已增加到6678种。目前，已知的遗传病已经超过10 000种，而且病种还在不断增加。一些严重危害人类健康的常见病也证明与遗传相关，加之环境污染日益加剧，使基因突变的概率有所提高，遗传病的发病率呈上升趋势。面对人类生存的严峻环境，"提高人口素质"已是我国人口政策的一项重要内容，为此"优生优育"工作愈来愈显得重要和迫切。"优生优育"既利国又利民。

第一节　优生优育咨询

想一想

一对表兄妹相爱，他们的家族中无遗传病患者，故认为结婚不会对后代产生影响，但又听说近亲结婚非常不好，故心里矛盾重重，双双前来咨询。

如果你是咨询医生应该如何加以指导？

优生强调"生"得要"优"，是指通过采取相应措施减少或消除出生缺陷，使每个新生儿都能健康、聪明。如果一个出生健康的婴儿在后天环境中得不到很好的哺育和教养，也很难保证他的身心健康，所

优生优育咨询的概念。

以，优育强调"育"得要"优"，是指通过采取相应措施改善个体生长发育环境，使优良的遗传素质得以充分表现。也就是说，优生侧重于改善人类的基因型；优育则着眼于表现型的良好表达。优生优育咨询是以优生学的研究成果为指导，对咨询者提出的有关优生优育问题提出科学合理的建议，从而达到优生优育的目的。根据个体发育的不同阶段，优生优育咨询主要包括以下几个方面的内容。

一、婚前期优生优育咨询

婚前期优生优育咨询是通过了解咨询对象双方的生理条件，确定咨询对象是否适合结婚。这是优生的前提。

（一）择偶

每位青年男女都有自己的择偶标准，不论怎样的择偶标准，男女双方必须了解对方及其家庭成员是否患有严重的遗传病或与遗传有关的疾病，一定要做到心中有数，避免日后出现不孕或生出缺陷儿而后悔莫及，或由此引起家庭矛盾。有学者将此称为优恋。

（二）婚前保健服务

婚前保健服务是对准备结婚的男女双方在结婚登记前所进行的婚前医学检查、婚前卫生指导和婚前卫生咨询服务。

1. 婚前医学检查　是指对准备结婚的男女双方进行一次全面的与婚育因素有关的健康检查，其内容包括询问病史（主要追溯三代内有无遗传病、先天性疾病）及全身健康检查和生殖器检查，必要时做实验室检查来了解双方情况是否适合结婚、生育，并进行婚育指导，提出："禁止结婚"，"不宜生育"或需"采取医学措施"的建议，以此保证健康的婚配，防止各种疾病，特别是严重遗传病及有关精神病的蔓延。

2. 婚前卫生指导　是指对男女双方进行以生殖健康为核心、以结婚、生育为目的的有关保健知识的宣传教育，其内容包括介绍男女生殖系统的解部生理知识、性卫生知识、新婚避孕知识、婚后计划生育安排和避孕方法的选择、受孕前的准备和注意事项及生育知识等。

3. 婚前卫生咨询　是指婚检医生针对医学检查结果发现的异常情况及服务对象提出的具体问题进行解答、交流，帮助受检对象在知情的基础上作出适宜的决定。婚检医生在提出"禁止结婚"，"暂缓结婚"和"不宜生育"等医学建议时，应充分尊重服务对象的意愿，耐心、细致地说明科学道理，对可能产生的后果给予重点解释，并由受检双方在体检表上签署知情意见。

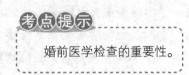

考点提示

婚前医学检查的重要性。

二、孕前期优生优育咨询

孕前期优生优育咨询主要是指导夫妻安排理想的受孕时间，避开不利的受孕时机，在最佳的心理状态和最适宜的环境条件下受孕，以保证孕期母子健康，这是优生的关键。

（一）怀孕前的准备

我国倡导一对夫妻只生育一个孩子，生育便成了人生中的一件大事，不可盲目怀孕，不可没有任何准备的怀孕，思想上要高度重视，应从两方面着手准备。

1. 避开不利的受孕时机 如接触有毒有害化学物质或接触过放射线者，应该在孕前一段时间避免接触；吸烟酗酒者必须戒烟、禁酒2~3个月后才能受孕；长期口服避孕药或长期因某疾病服药者，应停药一段时间后受孕；接触过某些急性传染病患者，应当进行检查，排除受染后再受孕等。

2. 注意营养调理 受孕前夫妻的营养状况直接影响到精子、卵子的质量，为了保证生殖细胞的质量，孕前几个月夫妻双方必须保证营养物质的摄取，多吃富含优质蛋白、必需微量元素和维生素的食物；一日三餐，膳食合理平衡，并注意补充水果，同时应多接触新鲜空气、阳光和多饮水。应倡导孕前检查，让夫妻双方选择在身体健康状况最佳，心理状态良好，心情轻松愉快时受孕。

（二）选择最佳的生育年龄

从优生优育的角度看，女性的最佳生育年龄一般在24~29岁，男性一般在28~35岁。这期间生育能力旺盛，精子和卵子质量好，不易发生流产、早产、死产及并发症，尤其是女性，低于20岁或超过35岁，卵母细胞在减数分裂时染色体异常的概率增加，导致先天畸形的风险将加大。

> **考点提示**
>
> 最佳的生育年龄。

（三）选择最佳的受孕季节

受孕季节因地而异，就我国大部分地区来说，应避免在初春或深冬气候多变的季节受孕，以夏末秋初时受孕最为适宜。夏末初秋受孕，即11月初为妊娠第三月，秋高气爽，气候宜人，孕妇感到舒适，早孕反应阶段，正值秋季，避开了盛夏对食欲的影响，秋季时蔬菜瓜果供应齐全，容易调节食欲，增加营养，有利于胎儿的生长发育，特别是脑发育。足月分娩时，正是气候宜人的春末夏初，

> **考点提示**
>
> 最佳的受孕季节。

这样的季节有利于新生儿对外界环境的适应，从而能更好的生长发育。

三、孕期优生优育咨询

孕期优生优育咨询应从早孕（妊娠头三个月）开始，贯穿于孕期全过程，主要包括孕期保健和胎教。这是保证优生的重要手段。

（一）孕期保健

孕期尤其是孕早期，是胚胎植入、各组织器官形成的重要时期，是胎儿致畸的敏感期和高发期，此期间对外界环境的不良刺激影响极为敏感，保健尤为重要，应注意以下事项：

1. 不能滥用药物，特别是已证明对胎儿有致畸作用的药物，必需用药时，一定要在医生的指导下服用，防止发生意外。

2. 注意适当休息、适当运动，科学饮食，保持精神愉快。

3. 合理安排性生活，应适当节制，妊娠初期和妊娠期最后两个月，更要小心。

4. 定期进行产前优生检查，及时消除隐患。

5. 孕妇应禁酒，戒烟，也应防止被动抽烟。

6. 远离有害、有毒物质及放射线。

7. 不饲养狗猫等宠物，防止病原体感染。

8. 注意膳食平衡，以清淡为宜。

> **考点提示**
>
> 孕期应注意的事项。

（二）胎教

据研究发现，胎儿从第三个月起，大脑开始发育，身体各感觉器官与大脑之间的信息通道开始建立。从胎龄六个月起，锥体细胞体积开始增大，树突开始延伸。七个月左右胎动频繁，胎儿神经系统已发育到较高程度，具有思想、感觉和记忆能力。另外胎儿在4~5个月开始注意外界的声音，若这时能有针对性地、积极主动地给予恰当的各种信息刺激，可促进神经感觉系统的发育。帮助年轻夫妇实现拥有一个健康、聪明孩子的心愿。目前，国内外主要采用的胎教方法有：音乐胎教法、语言胎教法、抚摸胎教法、环境胎教法、拍打胎教法、学习胎教法及触压法等。但每种胎教法必须正确进行，否则会影响胎儿正常发育。

适得其反

罗女士的孩子出生三个多月后，家人感觉孩子的听觉异常，便去医院听力测试中心检查，诊断为听觉神经损伤，令她大吃一惊，很是想不通。在医生的询问下，才知罗女士每天用买来的胎教音乐磁带，放大录音机的音量，对着腹部放音乐，有时怕胎儿听不见，干脆将录音机直接贴在肚皮上，结果是适得其反。罗女士听了医生的解释后，追悔莫及。

音乐胎教是目前常采用一种胎教方法，对刺激胎儿的发育有一定好处，但对胎教音乐的播放有较高要求。孕妇直接将录音机放在腹壁上，声波进入母体使腹中胎儿受到高频声音的刺激，时间长了容易对胎儿的耳蜗及听觉神经造成损伤，引起听力障碍甚至耳聋。专家建议，准妈妈听胎教音乐时，要选择经过优生部门鉴定的正规音乐，在室内大范围听，不要离胎儿过近。

四、分娩期优生优育咨询

分娩的过程尽管相对人的一生来看是极为短暂的，但却可能影响孩子未来一生的健康，如果一个足月正常的胎儿，在母亲分娩时由于各种原因引起胎儿窘迫、新生儿窒息或产伤等，皆可能导致婴儿畸形、智力障碍甚至死亡。因此分娩期的保健是优生优育的重要一环。分娩是女性的正常生理过程，应提倡自然分娩，因为自然分娩的婴儿经产道挤压，胎儿肺液能够排出，要比剖腹产婴儿肺容量大且较少患呼吸系统疾病；另外剖腹产的婴儿，由于没有经受分娩时阵阵子宫收缩的影响，长大后往往性情急躁，缺乏耐心，还可能因分娩过程中缺氧或受麻醉剂的影响，性格可能孤僻，不善于交际等。

为了减轻分娩时女性的疼痛，使分娩人性化，目前有些医院采取了无痛分娩、水中分娩和丈夫伴娩等措施。

（一）无痛分娩

无痛分娩就是用各种方法尽量减轻或缓解分娩时的疼痛，甚至使之消失。目前常用的分娩镇痛方法有两种：一是应用镇痛药或麻醉药来达到镇痛效果。二是通过产前训练，指导子宫收缩时的呼吸来减轻疼痛。这两种方法中更提倡后者，因为药物的剂量不易掌握，少了起不到镇痛作用，多了对胎儿有影响。

（二）水中分娩

水中分娩就是让产妇在适宜的水池中分娩。此方法可以减轻产妇在整个分娩过程中的疼痛感，缩短产程，是较为人性化的分娩方式。

（三）丈夫伴娩

丈夫伴娩就是让丈夫进入产房，陪伴妻子生产，减轻妻子的焦虑与不安，达到顺利生产及减轻疼痛的效果。因为分娩期产生过度焦虑和不安可使体内去甲肾上腺素及其他内分泌激素发生改变，使产时子宫收缩力减弱，产程延长，甚至增加出血量。因此，丈夫伴娩目前已在很多国家采用。

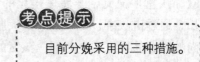

考点提示

目前分娩采用的三种措施。

五、哺乳期优生优育咨询

哺乳期为产后至婴儿一周岁断乳为止，时间长短因人而异。出生健康的婴儿，如果哺乳期得不到科学合理的喂养，则很难保证婴儿的健康成长。因此，哺乳期是优育的基础。

（一）母乳喂养

提倡母乳喂养一方面是可保障婴儿的身体生长发育所需的营养，另一方面可促进母婴感情的交流。母乳是婴儿最理想的食品，它包含着婴儿生长发育所需的各种营养素且易吸收，并且免疫活性物质含量高，可防病，是任何其他乳汁和代乳品都不能与之相比的。其次，婴儿在吸吮母乳时，母亲可通过肌肤接触、语言及眼神等和婴儿交流，增进母婴感情，建立良好的关系。但也应该注意及时断奶，否则对母婴的健康皆有影响。另外，婴儿有生物需求，也有恐惧感，只有悉心地照料好他/她的生活，在精神上加以爱抚和关怀，才能建立起信任感和安全感，有利于婴儿身心健康的发展和增进与父母的感情。

考点提示

母乳喂养的重要性。

（二）亲自抚养

母亲是婴儿环境中最重要的因素，母亲的形象、声音、行动都是婴儿最早最好的学习对象。因此，亲自抚养有利于婴儿身心健康发展。

（三）注意营养需求及饮食方式

据研究发现，婴儿全面、足够的营养可使婴儿脑细胞增殖增多，从而在遗传因素不变的情况下，使婴儿的智力增强。提倡6个月以后，逐渐添加辅食。断奶（适宜1岁左右为宜）后加大牛奶的用量，因为牛奶的营养成分接近人乳，有利于婴儿的吸收，满足营养的需求。还应从婴儿期开始培养良好的饮食习惯，不挑食、不偏食，按时喝奶、吃饭。

（四）培养良好的生活习惯

使婴儿学会天黑了要关灯睡觉，天亮了可睁开眼睛看和玩，逐步建立起条件反射。增加婴儿与外界的接触，教婴儿说简单的话和一些简单动作，有利于婴儿早期智力的开发。

六、孩童期优生优育咨询

孩童期是培养健全人格的关键时期，除了给孩童创造良好的外部环境外，还需重视"唤醒期"。此期孩童如果缺少优育和优教，孩童的智力发育将受到抑制。因此，应和孩童多交流，开展多样化的活动，先从教简单的字和词语开始，随着年龄的增长，通过讲故事，说歌谣唤醒大脑皮质的各功能区，在开发智力的同时，培养孩子高尚的道德品质。这一时期，孩童的模仿能力逐步在形成，应从养成孩子的良好生活习惯开始，除了养成定时吃，定点睡的好习惯外，随着年龄的增长，父母一定要注意避免生活上的不良行为习惯对孩子的影响，"身教重于言教"。应通过经常陪孩子玩耍或做游戏，训练孩子的动手能力，这不仅能刺激大脑皮质的发育，而且能培养孩子的自信心及克服困难的毅力、坚忍不拔的意志等非智力因素。

知识链接

❧ "唤醒期" ❧

　　幼儿从出生到五岁左右，是大脑皮质功能区的定位过程。听觉区及声信息有关的区域（如语言区、音乐区、感情信号区等）存在一个"唤醒期"。在"唤醒期"内，幼儿对声信号刺激有一种本能的敏感和储存效应，不需外部的强制和监督，只要有一个适宜的环境和合理的诱导，幼儿的听觉器官如同海绵般对一切感觉到的声信号都会吸收并储存于大脑皮质。"唤醒期"是人一生中信号储存的黄金季节。中国有句俗语"三岁看小，七岁看老"，此乃人生经验之谈。

第二节　产前诊断

一、产前诊断的概念及对象

（一）产前诊断的概念

　　产前诊断又称为宫内诊断，是对胎儿在出生前是否患有某种遗传病或先天性畸形所进行的检测诊断。从而掌握先机，对可治疗性疾病，选择适当时机进行宫内治疗；对于不可治疗性疾病，能够做到知情选择。

> **考点提示**
>
> 产前诊断的概念。

（二）产前诊断的对象

1. 35岁以上的高龄孕妇。

2. 夫妇一方有染色体数目异常或染色体结构畸变，或者为染色体平衡易位携带者。

3. 夫妇一方是单基因遗传病患者。

4. 生过单基因遗传病患儿的孕妇。

5. 夫妇一方有神经管畸形者。

6. 生育过先天性神经管畸形儿的孕妇。

> **考点提示**
>
> 哪些人需要进行产前诊断？

7. 具有两次以上不明原因流产的孕妇或生育过多发性畸形的孕妇。

8. 夫妇一方为已知隐性遗传病患者或夫妇双方为已知致病基因携带者。

9. 已知为X连锁隐性遗传病携带者的孕妇。

10. 孕妇早期服用过致畸药物或夫妇一方有明显致畸因素接触史。

二、产前诊断的方法

　　目前临床上常用的产前诊断方法包括有创性产前诊断和无创性产前诊断两类。

（一）有创性产前诊断

　　有创性产前诊断主要包括羊膜腔穿刺术、绒毛活检法、胎儿镜检查、羊膜腔造影和胎儿造影术及经皮脐血管穿刺术等。

1. 羊膜腔穿刺术

羊膜腔穿刺术是在超声监视下，用消毒的注射器抽取羊水（图8-1）。可以对抽取的羊水及其中的胎儿脱落细胞进行细胞培养，分析染色体以及生化和基因的检测。如羊水中的甲胎蛋白浓度过高时，提示胎儿可能有无脑、开放性脊柱裂、骨髓脊膜膨出等异常。羊膜腔穿刺一般在妊娠16~20周进行，此时羊水较多，一次成功率较高，流产的风险相对较小。

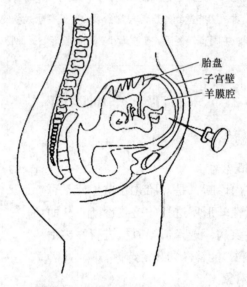

胎盘
子宫壁
羊膜腔

图8-1　羊膜腔穿刺术示意见图

2. 绒毛活检法

绒毛活检法一般在妊娠7~9周进行，是妊娠早期诊断方法。绒毛采取可在超声监视下，用特制的取样器，从阴道经宫颈进入子宫，沿子宫壁达到取样部位，用内管吸取绒毛（图8-2）。采取的绒毛可直接或经培养后进行类似羊水脱落细胞的各项检查，用于诊断染色体病、遗传性代谢缺陷、基因病、胎儿性别鉴定等。绒毛活检法的优点是时间早，需要做出选择性流产时，给孕妇带来的损伤和痛苦较小。缺点是经子宫颈取样标本易被污染，胎儿和身体易被感染及操作不方便。该方法引起流产的风险是羊膜腔穿刺术的两倍。

3. 胎儿镜检查

胎儿镜检查又称羊膜腔镜或宫腔镜检查，它可在进入羊膜腔后，直接观察胎儿的外形、性别和发育情况、是否有畸形，还可以同时抽取羊水或胎血进行检查，或进行宫内治疗。因此，在理论上这是一种最理想的方法。但由于操作困难，容易引起多种并发症，目前还不能被广泛采用。胎儿镜检查的最佳时间是在妊娠18~20周，可以诊断大疱性表皮松懈症及某些皮肤病。

4. 羊膜腔造影和胎儿造影术

羊膜腔造影和胎儿造影术往往在妊娠14周以后进行。羊膜腔造影是在羊膜腔内注入水溶性造影剂后，能使羊水不透X射线，从而把羊膜腔的轮廓显示出来。临床用于确定胎盘位置和形态，诊断胎儿畸形，也可用于胎儿宫腔内输血的标记。胎儿造影术是用脂溶性显影剂注入羊膜腔内，它可被胎脂吸收，显示胎儿体表轮廓，由此可根据胎儿外形诊断某些体表组织畸形，如脑膜膨出、巨腹、连体双胎等。

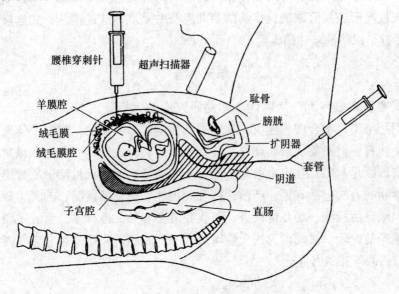

图8-2　绒毛活检法示意图

5. 经皮脐血管穿刺术

超声引导下经皮脐血管穿刺术是目前介入性产前诊断技术之一，由于该技术能直接获取胎儿血、较少受孕周限制等优越性，被广泛应用于胎儿遗传性疾病的诊断和胎儿宫内状况的评估，还可用于Rh同种免疫性溶血的治疗。但由于是创伤性操作，可引起流产、早产、感染、胎盘早剥、胎死宫内等严重并发症，使这一技术的应用尚未完全普及。

（二）无创性产前诊断

1. 超声检查

超声检查是一种安全无创的检查方法，其中B型超声波（简称B超）应用最广，不仅能确定妊娠胎儿定位，还能够详细检查胎儿的外部形态和内部结构，使许多遗传性疾病得到早期诊断。可以诊断的疾病有：神经管缺陷、脑积水、无脑畸形、唇裂、腭裂、颈部淋巴管肿瘤、先天性心脏病、支气管、肺发育异常、胸腔积液；其他的异常疾病，如先天性幽门狭窄、先天性巨结肠等。

目前许多医院采用彩超，不仅图像分辨率优于一般B超，而且诊断疾病的途径也更多，对疾病的诊断也更明确。

2. 快速产前诊断

快速产前诊断不需要培养，针对间期的胎儿细胞，操作及阅片过程相对简单，大大缩短报告时间。目前较为常用的方法包括：①染色体原位杂交。用已知基因或基因连锁的一些DNA片段作为探针，在染色体上检测特定的核酸序列，进而对有关染色体疾患进行诊断；②间期核原位杂交。利用胎儿间期细胞与特定的基因探针进行杂交，可以对一些染色体异常和某些基因缺陷性疾病进行产前诊断。

总之，可以根据妊娠的时间和检测目的有针对性地选择不同的产前诊断方法，对确诊为先天性畸形或基因缺陷性疾病的胎儿应及时采取相应的措施，如选择性人工流产或早期治疗，以防缺陷儿的出生。

单元小结

优生优育咨询是咨询医生以优生学的研究成果为指导，对咨询者提出的有关优生优育的问题给出科学合理的建议，从而达到优生优育的目的。根据个体发育的不同阶段，优生优育咨询主要从婚前期、孕前期、孕期、分娩期、哺乳期和孩童期六环节进行。产前诊断是对胎儿在出生前是否患有某些遗传病或先天性畸形所做出的正确诊断。产前诊断的方法包括有创性产前诊断和无创性产前诊断两类。前者主要包括羊膜腔穿刺术、绒毛活检法、胎儿镜检查、羊膜腔造影和胎儿造影术；后者主要包括超声检查和快速产前诊断。对确诊为先天性畸形或基因缺陷性疾病的胎儿应及时采取相应的措施，以防缺陷儿的出生。

一、单项选择题

1.女性最佳的生育年龄一般在（　　　）岁。

A. 20~25　　　　　B. 24~29　　　　　C. 25~30　　　　　D. 28~35

E. 30~38

2.男性最佳的生育年龄一般在（　　　）岁。

A. 20~25　　　　　B. 24~29　　　　　C. 25~30　　　　　D. 28~35

E. 30~38

3.产前诊断中应用最广的方法是（　　　）

A. 胎儿镜　　　　　B. 羊膜腔造影　　　　　C. 绒毛活检　　　　　D. 超声检查

E. 羊膜腔穿刺术

4.为了减少出生缺陷，最佳受孕季节为（　　　）

A. 春初春末　　　　　B. 夏末秋初　　　　　C. 夏初秋初　　　　　D. 秋初秋末

E. 秋末冬初

二、填空题

1.哺乳期提倡_____喂养；_____抚养；注意_____需求及_____方式；培

养良好的_____习惯。

2. 为了减轻分娩时女性的疼痛，目前采用的三种措施是_____、_____和_____。

3. 产前诊断是对胎儿在出生前是否患有某些_____或_____所做出的正确诊断。

三、简答题

简述优生优育咨询主要内容。

（车莉波）

实训一 人类染色体核型分析

【实训目的】

1. 掌握正常人体细胞非显带染色体核型分析方法；
2. 熟悉人类染色体的形态结构和分组特征。

【实训用品】

人白细胞有丝分裂中期染色体相片、直尺、剪刀、镊子、铅笔、橡皮、圆规。

【实训原理】

染色体核型是指将一个处于分裂中期的体细胞按一定程序处理而显示出来的染色体的数目、大小及形态结构特征。包括：染色体的总数，染色体组的数目，组内染色体数目，每条染色体的形态、长度、着丝粒的位置，随体或次缢痕等。染色体核型是物种特有的染色体信息之一，具有很高的稳定性和再现性。核型分析除能进行染色体分组外，还能对染色体的各种特征做出定量和定性的描述，是研究染色体的基本手段之一。利用这一方法可以鉴别染色体数目异常、染色体结构畸变，同时也是研究物种的起源、遗传与进化、细胞遗传学及现代分类学的重要手段。

人类正常体细胞染色体数为46条，以"人类细胞遗传学命名的国际体制"为标准，即依据各对染色体的大小和着丝粒的位置，两臂的相对长度、次缢痕、随体的有无、性染色体等特征分为 A、B、C、D、E、F、G共7个组，其中常染色体22对，由大到小编号为1~22，性染色体1对，大的用 X 表示，小的用Y表示。X 染色体分在 C 组，Y染色体分在 G 组，每组染色体都有其特定的形态特征。

【实训步骤】

一、观察。利用染色体的分组特点进行分析，由大到小分为7组，并对特征明显的染色体进行标记。先用铅笔标记较易识别的A、B、D、E、F、G组，最后标记C组。

二、分析计算。对于难以鉴别的染色体利用直尺和圆规测量长臂和短臂，利用着丝粒的相对位置进行分析。

三、剪裁配对。按步骤一的分组顺序，将染色体剪裁下来，并对每组染色体的同源染色体进行两两配对。

四、粘贴。将分组配对结束的染色体粘贴到核型分析报告纸上。

五、检查核对。检查有无错配现象。

【实训作业】

完成人类染色体核型分析，并写出核型分析的结果。

实训二 人类遗传病与系谱分析

【实训目的】

1. 观看人类遗传病录像，掌握遗传病的概念和分类；

2. 熟悉单基因遗传病的分析方法，能识别并绘制系谱；

3. 了解常见遗传病的主要临床表现。

【实训器材】

音像播放设备、人类遗传病音像教材、单基因遗传病系谱。

【实训原理】

单基因遗传病是指受一对等位基因控制的遗传病，目前发现的有上万种，并且每年在以10~50种的速度递增，单基因遗传病已经对人类健康构成了较大的威胁。较常见的有红绿色盲、血友病、苯丙酮尿症、白化病等。根据致病基因所在染色体的种类，通常又可分五类：常染色体显性遗传、常染色体隐性遗传、X连锁显性遗传、X连锁隐性遗传、Y连锁遗传。系谱是遗传咨询中的必备工具。它以图形方式表现家庭成员的关系、疾病发生情况等有关信息，便于咨询医生进行遗传方式的确定。随着疾病基因定位的广泛开展，研究人员在连锁分析中也常需要借助家系图来用作资料的收集与保存。

【实训步骤】

一、观看遗传病音像教材

（一）简要复习遗传病的内容及分类，重点复习单基因病的系谱特点。

（二）介绍教学片的内容并强调观看过程中的注意事项。

（三）观看结束后，组织学生讨论、总结遗传病的分类及各自的遗传特点。

二、绘制系谱和系谱分析

（一）绘制系谱

例1：一对夫妇生有一个苯丙酮尿症的男孩，他们听说是遗传病后，前来咨询。家庭情况具体如下：

1. 患儿的祖父母、外祖父母均正常；

2. 患儿的父母、叔叔、伯父、姑姑也正常；

3. 患儿的一个哥哥、两个姐姐也正常；

4. 患儿的叔叔的一子和患儿姑姑的一女婚后，其子女中一女为苯丙酮尿症患者，另一女和一子都正常。

（二）系谱分析

分析上述苯丙酮尿症的系谱：

1. 判断该病的遗传方式是什么？判断的主要依据是什么？

2. 写出先证者的基因型。

3. 患儿叔叔的一子和患儿姑姑的一女婚后，计算其子女的再发的风险。

习题1 分析进行性肌营养不良症（假肥大型）的系谱，讨论并回答下面问题：

1. 判断该病的遗传方式是什么？判断的主要依据是什么？

2. 写出先证者及其父母的基因型。

3. 先证者的致病基因由谁传给？为什么？

4. 如果先证者与正常人结婚，估计其子女的再发风险。

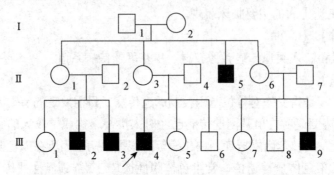

实训图2-1 进行性肌营养不良症（假肥大型）的系谱

习题2 分析遗传性肾炎的系谱，讨论并回答下面问题：

1. 判断该病的遗传方式是什么？判断的主要依据是什么？

2. 写出先证者及其父母的基因型。

3. 为什么III_9的家庭中没有患者？

4. 如果III_7与正常人结婚，估计其子女的再发风险。

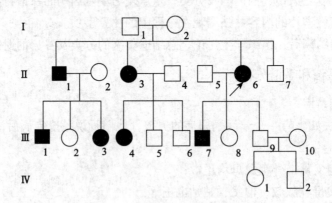

实训图2-2 遗传性肾炎的系谱

习题3 分析家族性多发性结肠息肉症的系谱，讨论并回答下面问题：

1. 判断该系谱的遗传方式是什么？判断的主要依据是什么？

2. 写出先证者及其父母的基因型。

3. 为什么Ⅱ₇的家庭中没有患者?

4. 如果先证者与正常人结婚，估计其子女的再发风险。

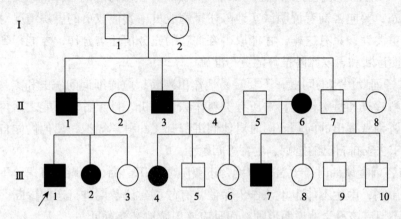

实训图2-3 家族性多发展性结肠息肉症的系谱

三、实训报告

绘制以上四个系谱在实训报告纸上，并按要求分析结果回答问题。

实训三 优生咨询——优生咨询门诊实地见习

【实训目的】

1. 熟悉优生咨询的一般程序与方法;

2. 掌握填写优生与遗传咨询送检申请单、婚前检查登记表、新生儿体检登记表等有关表格的方法;

3. 熟悉运用遗传学知识对典型病例给予婚姻、计划生育指导;

4. 了解优生与遗传咨询门诊应具备的条件。

【实训内容】

1. 见习时间半天。以小组为单位，每组5~6人;

2. 观摩带教老师的咨询方法;

3. 参观优生咨询门诊的硬件设施，了解优生咨询门诊的人员构成情况;

4. 优生咨询的一般程序：病史和家系询问→体格检查→初步诊断→必要的专科检查和特殊的实验室检查→确诊→按照遗传学原理对发病风险作出估计→与咨询者商讨对策;

5. 填写咨询记录表格。

【实训报告】

将实训结果填写在有关表格中（见表1、表2、表3、表4）。

【注意事项】

在优生咨询时，见习学生除了要具备基本的遗传学基础知识和临床知识外，还应注意以下几点：

1. 对咨询者必须亲切、热情、严肃、负责，并注意为咨询者保密，要注意咨询者的心理状态，要向咨询者说明诚实地陈述家庭成员中其他成员的患病情况对婚姻、生育指导的重要性，只有这样，才能取得咨询者的充分信任与合作，才能得到详细可靠的资料，使诊断和再发风险推算的更为准确。

2. 对咨询者提出的问题，不要轻易地作出判断，应详细询问病史和家系，建议作必要的专科检查和特殊检查，对所有资料作综合分析，排除各种可能之后再作判断，最后回答咨询者提出的问题。同时对他们讲解有关的科学知识，使他们能自觉地按照医生的要求去安排自己的婚姻、生育等问题。

3. 与咨询者谈话时，要言谈有度，不要随便应用白痴、兔唇等言语，下一个孩子究竟是否患病，医生不能也不该作出保证，有的可建议孕期进行产前诊断。对于婚姻和生育，不但应该科学地说明道理，而且应该坦诚地交换意见。

【优生咨询举例】

1. 幼年型黑蒙性痴呆是一种遗传病，患者在6岁以后智力发育减退，视力受损导致失明，肌肉萎缩，最后死于20岁前。这种患者可出现在父母均正常的家庭中，男女发病机会均等。现有一对25岁的表兄妹，表现正常，准备结婚，虽然双方父母正常，但双方的同胞中均有人死于此病，所以前来咨询。

（1）他们想知道，双方都是携带者的可能性有多大？

（2）基于上述答案，请告诉他们出生有关患儿的概率有多大？

（3）通过淋巴细胞空泡形成增多可以检出携带者，如果此实验结果表明他们均为携带者，那么他们婚后生出有关患者的可能性有多大？

（4）对他们有何忠告。

2. 有一对外表正常的夫妇，怀孕4胎中，有两次流产，存活的长女表型正常，但其染色体数目为45条，存活的男孩是一个具有46条染色体的先天愚型患者。

（1）请解释男孩的发病原因。

（2）长女婚后会出现什么情况？会生出先天愚型患儿吗？如果会，是否能防止患儿的出生？

3. Rh^-血型的孩子可由Rh^+或Rh^-的双亲生出，但Rh^+的孩子其父母至少有一人为Rh^+血型，问哪一种血型是由显性基因决定的？

4. 一位青年准备与他的姑表妹结婚，他们认为在他们的家系中从来没有过遗传病的患者，他们结婚对后代不会有影响。请从我国人群的遗传负荷是每人平均携带5个有害基因的角度说明他们俩不宜结婚的原因。

5. 如果苯丙酮尿症的群体发病率为0.0001，表兄妹婚后后代患苯丙酮尿症的概率是多大？是随机婚配的多少倍？

6. 尿黑酸尿症（AR病）的群体发病率为百万分之一，请问下列情况产生有病后代的概率是多大？

（1）两个正常的无亲缘关系的人结婚。

（2）一个患黑尿病的人与一个正常的无亲缘关系的人结婚。

（3）一个正常人，他（她）的父母也正常，但有一个患黑尿病的弟弟；与一正常的无亲缘关系的人结婚。

表1 婚前检查登记表

姓名		性别		年龄		职业	嗜好	
住址				单位				
身高		体重		头盖		颜面		
眼				鼻		唇		
口咽		牙齿		喉		耳		
躯干				四肢				
关节				皮肤				
外生殖器				性征				
呼吸				消化				
心血管				血液				
肌肉				神经				
骨骼				内分泌				
泌尿				内生殖器				
性染色体	取材			常染色体	取材			
	结果				结果			
血型	ABO			皮肤	手			
	Rh				足			
本人家庭	家族史			对方家庭	家族史			
	系谱				系谱			
诊断意见				咨询意见				

医生_____ ___年___月___日

表2 遗传咨询送检申请单

编号_____   _____年_____月_____日

住院号_____   _____医院_____科

姓名		性别		年龄		职业			民族	
籍贯						通讯地址				

病史记录（患病史、化学物质、农药、生物因素中毒史、放射性物质接触史）

患者体征

	父	母	患者父母病史记录
患者父母姓名			
年龄			避孕和节育史：避孕方式_____起止时间_____ 妊娠时间_____ 避孕服药情况_____
职业			绝育方式_____流产史_____
籍贯			患者父母体征

患者临床化验单、病理检查报告单的编号及结果

临床印象

_____医院_____科   医师_____   _____年___月___日

表3 遗传病检查报告单

姓名	性别	年龄	编号	结果

系谱

医学遗传学检查（注明检查材料、方法、结果、检查者及日期）

其他

检查者_____   _____年___月___日

表4　遗传咨询新生儿体检登记表

填表日期＿＿＿＿＿＿＿＿＿　填表者＿＿＿＿＿＿＿　编号＿＿＿＿＿＿＿

婴儿姓名 （或出生编号）				性别			日龄	

婴儿 父母 情况	姓名	年龄	职业	籍贯	化学毒物、农药、放射性物质、生物因素中毒史、接触史、患病史			

过去 生育 史	胎次	I	II	III	IV	V	VI
	生死年月						
	足月、早产、流产、死胎						
	孕期情况						
	婴儿性别						
	健康情况						

节 育 史	避孕方式及起止时间

本次妊 娠情况	妊娠月数＿＿＿＿＿＿＿子宫大小与妊娠月份比较：相等/较小/过大；羊水多少：过多/过少；先露异常：有/无；胎位异常：有/无；妊娠何时患何病＿＿＿＿＿＿＿；妊娠何时服何药＿＿＿＿＿＿＿；分娩日期＿＿＿＿＿＿＿；出生胎位＿＿＿＿＿＿＿；分娩方式＿＿＿＿＿＿＿；出生时情况：自然呼吸/窒息/死亡；身长＿＿＿＿＿＿；体重＿＿＿＿＿＿；其他＿＿＿＿＿＿

出生后 体征	头部：＿＿＿＿＿＿眼：＿＿＿＿＿＿耳：＿＿＿＿＿＿鼻：＿＿＿＿＿＿口与下颌：＿＿＿＿＿＿颈部：＿＿＿＿＿＿胸部：＿＿＿＿＿＿腹部：＿＿＿＿＿＿上肢：＿＿＿＿＿＿下肢：＿＿＿＿＿＿尿殖系统：＿＿＿＿＿＿哭声：＿＿＿＿＿＿心脏：＿＿＿＿＿＿神经系统：＿＿＿＿＿＿X射线或尸解：＿＿＿＿＿＿

照片登记	检查者	日期
遗传学检查	检查者	日期
特殊检查	检查者	日期
2个月后复查记录	检查者	日期

（元俊鹏）

《遗传与优生》教学大纲

（供护理专业用）

一、课程性质和任务

《遗传与优生》是中等卫生职业学校护理专业的一门专业基础课。主要内容涉及医学遗传学基础知识、人类疾病与遗传的关系及优生优育的基本理论和方法。其主要任务是使学生掌握护理工作所必需的遗传学基本知识和优生优育的基本方法，能运用遗传的基本规律分析人类遗传性疾病的传递规律，初步具备优生优育的基本知识，为专业课的学习打下良好基础。

二、课程教学目标

（一）知识目标

1. 掌握遗传的基本规律；
2. 掌握人类遗传病的概念及单基因遗传病的遗传方式；
3. 掌握影响优生的遗传因素和环境因素；
4. 熟悉DNA的基本结构和功能；
5. 熟悉有丝分裂和减数分裂的特点；
6. 熟悉影响优生的营养因素及婚前期、孕前期、孕期及分娩期优生优育措施；
7. 了解遗传病的分类及危害；
8. 了解人类遗传病的诊断、治疗及预防方法；
9. 了解影响优生的心理因素及哺乳期和孩童期优生优育措施。

（二）能力目标

1. 初步具备开展遗传病家系资料收集、分析的能力；
2. 具备开展优生优育宣教工作的能力。

（三）态度目标

1. 具有良好的职业素养和行为习惯；
2. 养成实事求是的科学态度，初步具有创新精神和合作精神，逐步形成科学的世界观。

三、教学时间分配建议

单元	教学内容	学时数		
		理论	实践	合计
一	绪论	2	0	2
二	遗传的分子基础	4		4
三	遗传的细胞基础	6	2	8
四	遗传的基本规律	6		6
五	人类遗传性疾病	6	2	8
六	遗传病的诊断与防治	2		2
七	影响优生的因素	2		2
八	优生优育措施	2	2	4
合　计		30	6	36

四、教学内容和要求

基础模块

单元	教学内容	教学要求			教与学活动	参考学时	
		了解	熟悉	掌握		理论	实践
一、绪论	（一）医学遗传学的概念、发展及研究范围				讲授 多媒体演示 讨论	2	
	1.医学遗传学的概念			√			
	2.医学遗传学发展简史	√					
	3.医学遗传学的研究范围	√					
	（二）优生学的概念、发展及研究范围						
	1.优生学的概念			√			
	2.优生学发展简史	√					
	3.优生学的研究范围		√				
	（三）医学遗传学与优生学的关系	√					

续表

单元	教学内容	教学要求			教与学活动	参考学时	
		了解	熟悉	掌握		理论	实践
二、遗传的分子基础	（一）遗传物质的本质				讲授 多媒体演示 讨论 练习	4	
	1.DNA是主要的遗传物质	√					
	2.DNA的化学组成与分子结构		√				
	3.DNA的复制		√				
	（二）基因与DNA的关系						
	1.基因的概念			√			
	2.基因的结构	√					
	3.基因中的遗传信息			√			
	4.基因的表达		√				
	（三）基因突变						
	1.基因突变的概念			√			
	2.基因突变的特性			√			
	3.诱发基因突变的因素	√					
	4.基因突变的类型	√					
	5.基因突变的后果		√				
	（四）人类基因组						
	1.细胞核基因组	√					
	2.人类基因组计划	√					

续表

单元	教学内容	教学要求			教与学活动	参考学时	
		了解	熟悉	掌握		理论	实践
三、遗传的细胞基础	（一）真核细胞的基本结构				讲授 多媒体演示 模拟减数分裂中染色体的变化 讨论 练习	6	
	1.细胞膜		√				
	2.细胞质		√				
	3.细胞核			√			
	（二）细胞的增殖						
	1.细胞增殖周期的概念			√			
	2.细胞增殖周期各分期的特点			√			
	（三）人类染色体						
	1.人类染色体的形态结构		√				
	2.人类染色体的类型		√				
	3.人类染色体的数目		√				
	4.人类染色体核型			√			
	5.性染色质	√					
	（四）基因与染色体的关系						
	1.减数分裂与配子形成		√				
	（1）减数分裂						
	（2）精子和卵子的形成过程						
	2.受精作用		√				
	（1）配子中染色体组合的多样性						
	（2）受精作用						
	3.基因在染色体上		√				
	（1）基因与染色体的平行关系						
	（2）基因位于染色体上的证据						

单元	教学内容	教学要求			教与学活动	参考学时	
		了解	熟悉	掌握		理论	实践
四、遗传的基本规律	（一）基因的分离定律 1.一对相对性状的豌豆杂交实验			√	讲授 多媒体演示 模拟性状分离比 讨论 练习	6	
	2.对分离现象的解释			√			
	3.对分离现象解释的验证			√			
	4.分离定律的实质			√			
	（二）基因的自由组合定律 1.两对相对性状的豌豆杂交实验			√			
	2.对自由组合现象的解释			√			
	3.对自由组合现象解释的验证			√			
	4.自由组合定律的实质			√			
	（三）基因的连锁与互换定律 1.完全连锁遗传		√				
	2.不完全连锁遗传		√				
	3.连锁与互换定律在实践中的应用		√				

续表

单元	教学内容	教学要求			教与学活动	参考学时	
		了解	熟悉	掌握		理论	实践
五、人类遗传性疾病	（一）遗传病概述				讲授 多媒体演示 讨论 练习	6	
	1.遗传病的概念及其特征			√			
	2.遗传病的分类			√			
	（二）单基因遗传病						
	1.常染色体显性遗传			√			
	2.常染色体隐性遗传			√			
	3.X连锁显性遗传			√			
	4.X连锁隐性遗传			√			
	5.Y连锁遗传	√					
	（三）多基因遗传病						
	1.多基因遗传的概念和特点	√					
	（1）质量性状与数量性状						
	（2）多基因遗传假说						
	（3）多基因遗传的特点						
	2.多基因遗传病	√					
	（1）易患性与发病阈值						
	（2）遗传度						
	（3）多基因遗传病的特点						
	（4）多基因遗传病发病风险的估计						
	（四）染色体病						
	1.染色体异常			√			
	（1）染色体数目异常						
	（2）染色体结构畸变						
	2.常见染色体病		√				
	（1）常染色体病						
	（2）性染色体病						
	（3）两性畸形						

单元	教学内容	教学要求			教与学活动	参考学时	
		了解	熟悉	掌握		理论	实践
六、遗传病的诊断与防治	（一）遗传病的诊断				讲授 多媒体演示 讨论 角色扮演	2	
	1.遗传病的临床诊断	√					
	（1）询问病史						
	（2）症状和体征						
	2.系谱分析			√			
	3.细胞遗传学检查	√					
	（1）染色体检查						
	（2）性染色质检查						
	4.生化检查	√					
	5.基因诊断	√					
	（1）基因诊断的概念						
	（2）基因诊断的主要技术						
	6.皮纹分析	√					
	（1）人类正常皮纹						
	（2）常见染色体病患者的皮纹						
	（二）遗传病的防治						
	1.遗传病的预防		√				
	（1）群体普查						
	（2）携带着的检出						
	（3）新生儿筛查						
	（4）遗传咨询						
	2.遗传病的治疗		√				
	（1）手术治疗						
	（2）药物治疗						
	（3）饮食治疗						
	（4）基因治疗						

续表

单元	教学内容	教学要求			教与学活动	参考学时	
		了解	熟悉	掌握		理论	实践
七、影响优生的因素	（一）遗传因素			√	讲授 多媒体演示 讨论	2	
	（二）环境因素						
	1.化学因素			√			
	（1）无机物重金属及化合物						
	（2）化学工业物质						
	（3）建筑装修材料						
	（4）农药						
	（5）食品添加剂						
	2.物理因素			√			
	（1）电离辐射						
	（2）非电离辐射						
	（3）高温						
	（4）噪声						
	（5）振动						
	3.生物因素			√			
	4.不良嗜好			√			
	（三）营养因素						
	1.营养对对生殖功能及生殖细胞的影响		√				
	2.营养对胎儿生长发育的影响		√				
	3.孕期的营养需求		√				
	（1）蛋白质						
	（2）糖类						
	（3）脂类						
	（4）热量						
	（5）无机盐						
	（6）维生素						
	（四）孕期用药对胎儿的影响		√				
	（五）孕期心理因素对胎儿的影响	√					
	（六）妊娠合并症及并发症对胎儿的影响						
	1.妊娠合并症	√					
	2.妊娠并发症	√					

单元	教学内容	教学要求			教与学活动	参考学时	
		了解	熟悉	掌握		理论	实践
八、优生优育措施	（一）优生优育咨询				讲授 多媒体演示 讨论	2	
	1.婚前期优生优育咨询		√				
	2.孕前期优生优育咨询		√				
	3.孕期优生优育咨询		√				
	4.分娩期优生优育咨询		√				
	5.哺乳期优生优育咨询	√					
	6.孩童期优生优育咨询	√					
	（二）产前诊断						
	1.产前诊断的概念及对象	√					
	2.产前诊断的方法	√					

技能模块

单元	教学内容	教学要求			教与学活动	参考学时	
		学会	掌握	熟练掌握		理论	实践
三、遗传的细胞基础	人染色体核型分析	√			操作	2	
五、人类遗传性疾病	人类遗传病与系谱分析		√		多媒体演示 操作	2	
八、优生措施	优生咨询——优生咨询门诊实地见习	√			见习	2	

选学模块

续表	教学内容	教学要求		
		了解	理解	掌握
二.遗传的分子基础	（三）人类基因组			
	1.细胞核基因组	√		
	2.人类基因组计划	√		
三、遗传的细胞基础	1.显带染色体及其识别	√		
五、人类遗传性疾病	1.Y连锁遗传	√		
	2.多基因遗传	√		
六、遗传病的诊断与防治	（一）遗传病的诊断	√		
	（二）遗传病的防治		√	

五、说明

1. 本课程教学内容分为三个模块：基础模块、技能模块和选学模块。

2. 基础模块和技能模块为必修的教学内容，选学模块可根据学校及学生的具体情况选择使用。

3. 教学过程中要充分利用模型和现代教育技术，采取理论联系实际、精讲多练等方法，重视直观教学。

4. 学生的成绩评定应包括学习态度、课堂提问、作业、实训、小测验及期中、期末集中考试等。

6. 教学过程中应渗透德育，培养学生正确的世界观，教会学生学习方法。

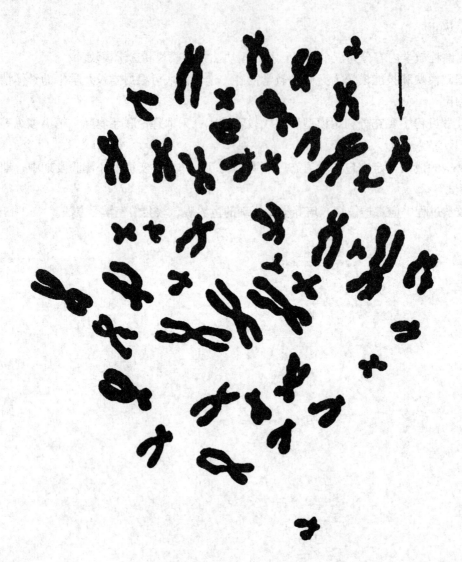

附1　人类体细胞非显带染色体放大照片（↓示随体）

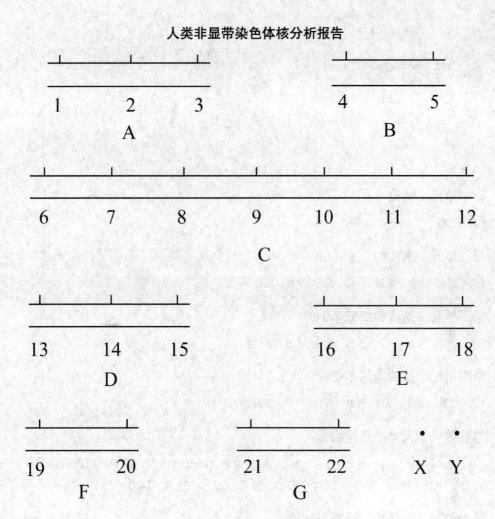

附2　人类非显带染色体核型分析报告

参考答案

第一单元　绪论

1.C　2.D

第二单元　遗传的分子基础

1.C　2.A　3.B　4.B　5.C　6.E　7.B　8.C

第三单元　遗传的细胞基础

1.A　2.C　3.A　4.B　5.B　6.B　7.B　8.C

第四单元　遗传的基本规律

1.B　2.B　3.D　4.D　5.B　6.D　7.D　8.B　9.B

第五单元　人类遗传性疾病

1.D　2.B　3.D　4.B　5.E　6.A　7.C　8.E　9.B　10.C　11.D　12.D　13.B　14.D
15.E　16.D　17.B　18.A　19.C　20.E　21.C　22.E　23.B　24.D　25.D　26.B

第六单元　遗传病的诊断与防治

1.A　2.C　3.E　4.B

第七单元　影响优生的因素

1.A　2.B　3.D　4.E

第八单元　优生优育措施

1.B　2.D　3.D　4.B

参 考 文 献

[1] 朱正威，赵占良.遗传与进化 [M].2版.北京：人民教育出版社，2007.

[2] 赵斌，王克帧.医学遗传学基础 [M].3版.北京：科学出版社，2012.

[3] 王静颖，王懿.医学遗传学基础 [M].2版.北京：科学出版社，2007.

[4] 张丽华.医学遗传学基础 [M].2版.北京：高等教育出版社，2011.

[5] 周德华.优生与优育学基础 [M].2版.北京：人民卫生出版社，2008.

[6] 叶佩岷，赵占良.生物第一册 [M].2版.北京：人民教育出版社，2003.

[7] 朱振威，赵占良.生物2 [M].北京：人民教育出版社，2004.

[8] 赵汝良.医学遗传学基础 [M].2版.北京：人民卫生出版社，2001.

[9] 康晓慧.医学生物学 [M].北京：人民卫生出版社，2003.

[10] 田廷科.遗传与优生学基础 [M].北京:人民军医出版社，2010.

[11] 李增庆.优生优育学 [M].武汉：武汉大学出版社，2007.

[12] 陈竺.医学遗传学 [M].北京：人民卫生出版社，2001.

[13] 左伋.医学遗传学 [M].五版.北京：人民卫生出版社，2001.

[14] 王培林，傅松滨.医学遗传学 [M].北京：科学出版社，2001.